Dieter Stahl · Gesund und fit durch Reiki

Dieter Stahl

Gesund und fit durch Reiki

Entspannung, natürliche Heilung und Persönlichkeitsentwicklung

Jopp
Oesch

3. Auflage 2002

Umschlaggestaltung: Kreativ Design Aumann, Wiesbaden
Druck und Bindung: Druckerei Steinmeier, Nördlingen
Printed in Germany

ISBN 3-0350-5030-9

Gern senden wir Ihnen unser Verlagsverzeichnis:
Oesch Verlag, Jungholzstraße 28, 8050 Zürich
E-Mail: info@oeschverlag.ch
Telefax 0041/1 305 70 66 (CH: 01/305 70 66)

Unser Buchprogramm finden Sie im Internet unter:
www.oeschverlag.ch
www.oeschverlag.de

Inhaltsverzeichnis

Einführung

Immer mehr Menschen suchen nach anderen Möglichkeiten, das Leben zu gestalten, anderen Erfahrungen, die das Leben lebenswerter machen, oder sie befinden sich auf der Suche nach sich selbst, dem eigenen, verborgenen Ich, der Individualität und Einzigartigkeit. Sie wollen endlich zu einem glücklicheren und erfüllteren Leben kommen.
Die eigene Gesundheit ist die Grundlage für dieses Ziel, doch wer keine Beschwerden spürt, denkt an vieles anderes, aber nur selten an die Gesundheitsvorsorge. Im Grunde ist eine Krankheit ein Fingerzeig des Körpers oder ein Wink mit dem Zaunpfahl, der darauf hinweist, endlich mal umzudenken oder andere Wege zu gehen.
Im letzten Jahrzehnt haben viele Menschen das Reiki-System für sich erschlossen und mehr oder weniger dazu genutzt, gesünder, entspannter und glücklicher zu werden. Die meisten wenden Reiki noch heute an, und es werden immer mehr, die diesen Weg wählen.

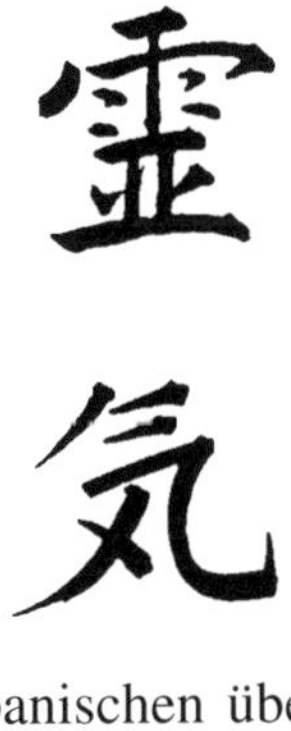

Reiki-Kalligraphie

Reiki heißt – aus dem Japanischen übersetzt – „universelle Lebensenergie", und was universell ist, scheint unendlich viele Möglichkeiten zu bieten. Ich habe es am Beispiel Reiki erfahren. Doch was für mich als Reiki-Lehrer besonders wichtig wurde, ist, die Wirkungen und Auswirkungen der Reiki-Behandlung verständlich zu machen und Unverstandenes ins rechte Licht zu rücken.

Ich möchte, daß Sie verstehen, was mit Reiki möglich ist und was während und nach der Behandlung geschieht. Spüren allein reicht dem modernen Menschen kaum noch aus. Es ist zwar müßig, Reiki jemandem zu erklären, der damit noch nicht in Kontakt gekommen ist, doch haben wir Menschen auch einen Verstand, der gesättigt sein will und auch sollte. Was verstanden wurde, kann viel effektiver eingesetzt werden, und viele Mißverständisse und Vorurteile können verhindert werden. Weiter unten finden Sie ein Kapitel, das beschreibt, wie und wo Sie Erfahrungen mit Reiki sammeln oder Reiki lernen können.
Ich hoffe, mit diesem Buch auch Ihnen Reiki näher zu bringen.

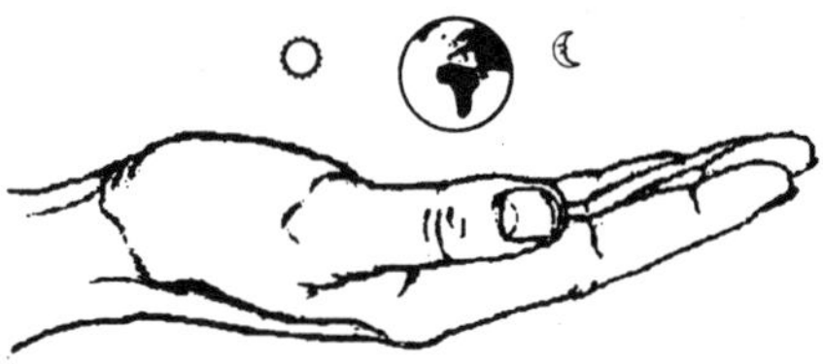

Reiki, for a better world

Die Suche nach dem, was Reiki ist und kann

Reiki wurde von dem Japaner Mikao Usui entdeckt, der dieses System dann das *Usui-System der natürlichen Heilung mit Reiki* nannte. Dieses natürliche Heilungssystem ist zunächst einmal eine Methode, sich selbst oder auch andere mittels Handauflegen mit reichlich Lebensenergie zu versorgen.

Usui-System der natürlichen Heilung mit Reiki

Diese Versorgung mit Reiki (der universellen Lebensenergie) führt zu tiefer Entspannung, zur Aktivierung der Selbstheilungskräfte, zu Entgiftung und Entschlakkung, es kann jedoch ebenso gut zur Lebensgestaltung und Persönlichkeitsentfaltung genutzt werden und trägt so bei regelmäßiger Anwendung zu einer enormen Steigerung der Lebensqualität und des Lebensglücks bei.

Wirkungsweise des Reiki

Nachdem man Reiki einmal erlernt hat, bleibt die Fähigkeit der „heilenden Hände" ein Leben lang bestehen. Selbst zu üben braucht man dafür nicht. Allerdings hilft Reiki natürlich nicht, wenn es nicht benutzt wird. Das Schöne dabei ist vor allem, daß man es immer dabei hat, Sie brauchen ja nur die Hände auf den Körper zu legen und schon fließt Reiki. Kei-

Man hat Reiki immer dabei

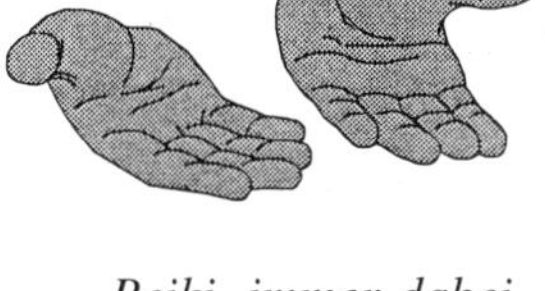

Reiki, immer dabei

ne Konzentration, kein spezieller Glaube, keine besondere Weltanschauung ist für Reiki notwendig. Reiki ist super einfach, und deshalb ist es auch in jedem Alter möglich, Reiki zu lernen und anzuwenden.

Es klingt schon seltsam für jemanden, der in heutiger Zeit mit vielen technischen Errungenschaften und den daraus resultierenden Ansprüchen an den menschlichen Geist aufgewachsen ist, daß man sich durch einfaches Handauflegen mit „Energie" versorgen kann.

Zweifeln ist erlaubt

Und es ist auch richtig, dies anzuzweifeln. Würde es sich um Energie im technischen Sinne handeln, so hätten wir hier tatsächlich eine kaum erklärbare unversiegbare Quelle und bräuchten uns um Umweltschutz und Energieversorgung keine Gedanken mehr zu machen.

Lebensenergien sind nicht technisch nachweisbar

Ki und Qi

Lebensenergien sind nicht oder nur schwer technisch nachweisbar. Im asiatischen Sprachgebrauch sind Lebensenergien, die dort mit *Ki* oder *Qi* bezeichnet werden, ganz normal eingebunden. Auch die Anwendung zum Beispiel in Bewegungslehren wie dem Qi Gong oder Tai Chi ist alltäglich. Doch auch wir sprechen davon, daß wir keine Power mehr haben, die Luft raus ist, wir energielos sind oder dergleichen.

Ohne Lebensenergie ist Leben nicht möglich

Was diese Lebensenergien bewirken, ist recht gut zu beobachten. Ohne sie wäre kein Leben auf der Erde möglich. Auch das kann durch die moderne Wissenschaft nicht bewiesen werden, weshalb es oft geleugnet oder als Unfug belächelt wird.

Das Übertragen der universellen Lebensenergie Reiki kann jeder lernen! Und zwar sehr schnell und sehr leicht, an nur einem Wochenende.

1. Grad Reiki

Der sogenannte *1. Grad Reiki*, der eine in sich vollständig abgeschlossene Ausbildungseinheit bildet, bietet eine Vielzahl von Anwendungs- und Hilfsmöglichkeiten für Sie selbst und für Freunde und Bekannte, aber auch, falls Sie Arzt oder Heilpraktiker sind, für Patienten.

2. Grad Reiki

Wer mit Spaß und Erfolg bei der Sache ist, der kann sich an einem weiteren Wochenendkurs den 2. Grad Reiki, eine Ausbaustufe, aneignen. Der *2. Grad* bietet unendliche Möglichkeiten, wie z. B. zeitversetzte

Behandlungen, Reiki-Gaben über unbegrenzte Entfernungen und, was ich besonders gut finde, eine Methode, die Ebene unserer Gewohnheiten (Mentalebene) direkt mit Reiki versorgen zu können. Alte, nicht mehr gebrauchsfähige Verhaltensweisen lassen sich damit leichter ablegen und durch neue, sinnvollere ersetzen.

Das genial Einfache in Anwendung und Ausbildung ist wohl auch der Grund für die – inzwischen mit autogenem Training vergleichbare – Verbreitung des Reiki-Systems. Doch birgt dieses Einfache auch die Gründe für ein paar Probleme, mit denen Reiki zu kämpfen hat.

Probleme für Reiki

Viele Reiki-Lehrer ermöglichen ihren Schülern selbst, sehr schnell Reiki-Lehrer werden zu können (nicht bei mir!). Lehrerkurse von 1 Stunde bis hin zu 3 Jahren zeigen deutlich, daß es gravierende Unterschiede in den Ausbildungsinhalten gibt.

Gravierende Unterschiede in der Ausbildung

Bei den Schnellkursen geht natürlich einiges verloren. Dann bleibt von Reiki oft nur noch eine liebevolle, alle Beteiligten entzückende Technik, sich mit Lebensernergie zu versorgen.

Vorsicht vor Schnellkursen

Wie man sich effektiv und erfolgreich behandelt und wie Reiki tatsächlich funktioniert, wissen darum nur wenige Reiki-Anwender. Ich will versuchen, hier einige dieser Punkte zu verdeutlichen.

> Doch gebe ich zu bedenken, daß ein Buch niemals den Kontakt zu einem guten Lehrer und erst recht keine Ausbildung in einem sich mit Menschen befassenden Fach ersetzen kann. Es reicht keinesfalls, eine billige Kurzausbildung zu machen und sich den Rest anzulesen.

Um Reiki und seine Wirkungsweise zu verstehen und zu verinnerlichen, benötigt besonders der Lehrer, der sich ja Reiki-Meister nennt, eine gute umfassende Ausbildung und natürlich Erfahrung.

Der Lehrer muß eine umfassende Ausbildung haben

Hat der Reiki-Meister eine gute Ausbildung genossen, so kann er Reiki auch gut weitervermitteln, das heißt, die Technik, den Geist und die Seele (den Gefühlsteil) des Reiki gut herüberbringen.

Erfahrungen des Autors

Ich selbst hatte nach dem 1. und 2. Grad Reiki zunächst eine wirklich miserable Ausbildung zum Reiki-Lehrer (3. Grad) genossen (siehe auch: Wie erlernt man Reiki?). Danach ging es mit mir immer weiter bergab, statt endlich bergauf. Damals wußte ich noch nicht, daß es natürliche Widerstände waren, geschweige denn, wie ich damit umzugehen hatte. Also habe ich gesucht: Ich habe gesucht nach dem, was Reiki wirklich kann, wobei es hilft und wie es das tut. Ich habe eine Menge Erfahrungen sammeln können, aber vor allem habe ich einen sehr guten Reiki-Lehrer gefunden, der mir mit vielen Erkenntnissen weiterhalf.

Für wen ist das Buch geschrieben?

Deshalb habe ich dieses Buch auch nicht allein für den Reiki-Interessierten, Neuling oder Anfänger geschrieben – sondern auch die, die schon Erfahrungen gesammelt haben, sich aber fragen, wieso ihr Leben eher mühseliger wird statt einfacher, finden hier Erklärungen und Hilfe. Aber auch jene, welche glauben, daß alles bestens sei und immer so bleiben könnte, dabei nur so „zufällig“ oder aus Neugierde auf Reiki gestoßen sind, brauchen Anleitung, damit sie das, was mit ihnen in nächster Zeit geschieht, verstehen können.

Was ist Reiki, die universale Lebensenergie?

Was ist es, das den toten vom lebenden Körper unterscheidet?

Der Atem ist Träger der Lebensenergie

Für den Laien ist es im vorhandenen oder fehlenden Atmen zu sehen. Der Atem ist für viele esoterische Traditionen der Träger des Lebensodems, der Lebensenergie. Und auch in der Bibel ist zu lesen, daß Gott dem Menschen seinen Atem, das Leben einhauchte.

Vorkommen von Lebensenergie

Doch nicht nur im Atem ist Lebensenergie zu erkennen, wir können den Puls fühlen, die Bewegungen sehen oder Worte hören. Lebensenergie ist also in jeder Handlung, in jeder Bewegung, in jedem Lebewesen vorhanden.

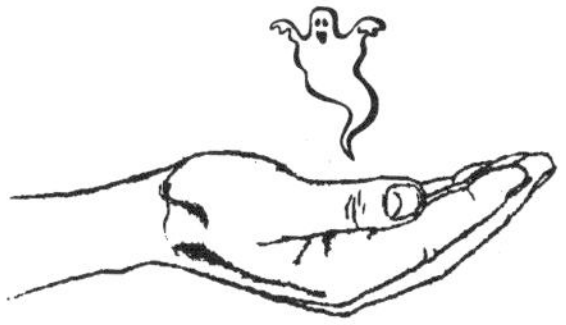

Der Geist des Reiki

Lebensenergie ist nicht gleich Lebensenergie, es gibt viele unterschiedliche Arten. Doch dazu später mehr.

> Wie lebendig, wie gesund und glücklich wir sind, hängt davon ab, wie gut wir mit Lebensenergie versorgt sind, wie effektiv wir sie nutzen und wie sinnvoll wir sie einsetzen.

Entstehen von Krankheit und Unglück

Krankheit und Unglück entstehen immer dort, wo wir die Energie blockieren, wo wir sie festhalten oder wo sie stagniert. Dies kann im Körperlichen, im Seelischen und/oder im Geistigen auftreten. Der Mensch als Ganzes besteht nun mal aus diesen drei Teilen, die Schulmedizin setzt leider viel zu häufig nur am Körper an. Zur ganzheitlichen Heilung und zum tiefgreifenden Glück müssen Geist und Seele jedoch ebenso Beachtung finden. Dies erfordert eine andere, der Schulmedizin völlig fremde Herangehensweise. Viele alte Völker und untergegangene Kulturen hatten dieses Wissen, sie betrachteten Körper, Geist und Seele als Einheit und nicht getrennt voneinander. Dieses Wissen hat in manch esoterischer bzw. religiös-spiritueller Tradition überlebt.

Beachtung von Geist und Seele

Diese Traditionen beinhalten verschiedene für den Laien durchaus verwirrende Systeme, in denen mit Lebensenergien verschiedenster Art gearbeitet wird.

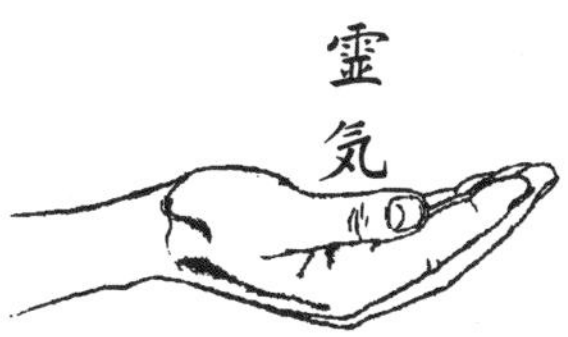

Reiki

Sie sind entstanden, um das Leben und seine Funktionsweise erklären zu können und um Möglichkeiten zu haben, die Energien wieder zum Fließen zu bringen, sie wieder zirkulieren zu lassen.

Yin und Yang

Chakren

Da ist zum Beispiel das chinesische System mit seinen 5 Elementen, den Wandlungsphasen und dem Yin und Yang (= das Prinzip der Gegensätze, die ohne einander nicht existieren könnten, wie Tag und Nacht, Mann und Frau), das besonders durch die Akupunktur, die Bewegungslehre Qi Gong und die harmonische Raumgestaltung Feng Shui bekannt wurde. Oder das indische System mit seinen Chakren (Energieorgane in der Aura des Menschen), das gerne in der Heilsteinarbeit benutzt wird. Bekannter werden in letzter Zeit auch die aryurvedischen Heilanwendungen oder das nordische System der Runen, aber auch die beliebte Geistheilung ist dazuzuzählen.

Ayurveda und Runen

Reiki ist im japanischen System der Lebensenergien definiert

Ling Chi im chinesischen System

So wie sich die 5 Elemente nur im chinesischen System erklären lassen, genauso ist Reiki im japanischen System der Lebensenergien definiert. Es ist nicht so, daß es sich unbedingt immer um völlig unterschiedliche Energien in den einzelnen Systemen handelt, doch gibt es selten eine direkte Entsprechung der Elemente von einem zum anderen System. Im chinesischen System ist Reiki als *Ling Chi* bekannt, zählt jedoch nicht zu den 5 Elementen oder anderem.

Das japanische Ki-Modell

Mikao Usui

Das japanische Modell der Lebensenergien (= Ki) ist für uns von besonderer Bedeutung, da der Begründer des Reiki-Systems, der Japaner *Mikao Usui,* natürlich versucht hat, diese von ihm (wieder-)entdeckte Energieform in ein in seinem Kulturkreis bestehendes Modell einzubauen.

Klare Klassifizierung von Lebensenergien

Reiki ist ein japanisches Wort. Im japanischen Ki-System gibt es eine recht klare Klassifizierung von Lebensenergien, es handelt sich um 8 Kategorien von Ki:

Kek-ki
Shio-ki

Mizu-ki
Ku-ki
Den-ki
Ji-ki
Rei-ki
Shin-ki

Die Energien bauen aufeinander auf

Diese Energien bauen aufeinander auf. Die erstgenannte hat die größte Kraft, aber nur geringste Steuerungsmöglichkeiten, die vorletzte Energie hat die höchste Fähigkeit zur Organisation und Steuerung von Lebensenergieflüssen, ist aber kaum in der Lage, selbst direkt etwas zu bewirken, sie ist die Steuerung für die anderen Energien, die zur Umsetzung nötig sind. Dies ist Reiki.

Die 8. Energie ist die göttliche Energie

Die 8. Energie (Shinki) ist die göttliche Energie, aus der alles geschaffen ist und zu der alles wieder zurückkehrt (die Einheit). Wir leben auf der Erde in einer Welt von Dimensionen, wie Tiefe, Breite, Höhe, und Polaritäten, z. B. Mann/Frau, hell/dunkel, gut/schlecht. Jede Einheit ist also in mindestens zwei Pole aufgeteilt, was eindeutig der Einheit widerspricht. Shinki existiert darum nicht in dieser Welt, ein biblischer Ausdruck für Shinki ist *Jenseits*. Eine jenseitige Kraft kann nicht im *Diesseits* wirken, doch Gott (Natur, Universum oder wie immer Sie die Schöpferkraft nennen) greift durchaus ein.

Jenseits

Reiki ist eine Kraft zwischen Diesseits und Jenseits

Das japanische Lebensenergie-Modell zeigt uns, daß dieses Eingreifen nur über eine Kraft möglich ist, die im Prinzip zwischen dem Diesseits und dem Jenseits steht – mit Reiki.

Reiki steht der göttlichen Schöpferkraft am nächsten

Reiki bildet also eine Art Schnittstelle, Verbindungsstelle, eine Schwelle zwischen Himmel und Erde. Damit ist Reiki der göttlichen Schöpferkraft – oder wie auch immer Sie diese Urkraft bezeichnen wollen – von allen 7 Energien am nächsten. Um Leben welcher Art auch immer hier auf der Erde möglich zu machen, sind alle diese 8 Lebensenergieformen nötig, es kann nicht eine weggelassen werden.

Die Reiki-Wirkweise richtig verstehen

Reiki ist nicht polar

Daraus läßt sich ableiten, welche Qualität Reiki hat. Als Schwelle, als Schnittstelle kann es weder das Eine noch das Andere sein, es ist weder Yin noch Yang, weder plus noch minus, es ist nicht polar, es ist die Lebensenergieform, die am wenigsten dem Prinzip der Trennung in Gegensätze unterliegt, aber dennoch für uns nutzbar ist.

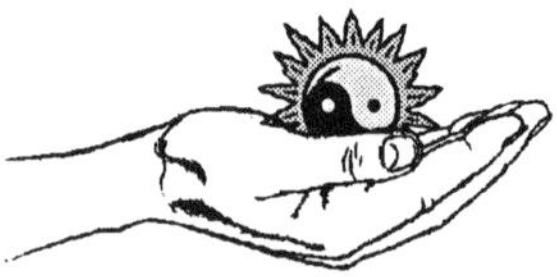

Reiki, die nicht polare Lebenskraft

Doch gerade dies und die Fähigkeit, die anderen Energien zu steuern, machen Reiki so universell. Die anderen 6 Energieformen sind ebenso lebenswichtig, können jedoch weniger effektiv und harmonisierend in das Gesamtsystem Mensch eingreifen.

Zusammenfassung

Fassen wir noch einmal zusammen:

> Reiki ist nicht polar und besitzt ein sehr hohes Steuerungsvermögen für andere Lebensenergien. Daraus läßt sich die gesamte Wirkweise des Reiki ableiten und verstehen:

Reiki fühlen?

Reiki kann nicht gespürt werden

Reiki selbst kann, da es nicht polar ist, nicht gespürt werden. Derjenige, der sich selbst oder jemand anderen behandelt, fühlt jedoch in der Regel in seinen Händen Wärme, Kribbeln oder ähnliches, auch derjenige, der Reiki bekommt, spürt häufig im Körper derartige Energiebewegungen. Temperaturunterschiede, wie sie bei der Reiki-Behandlung empfunden werden, sind jedoch nicht meßbar, die Hände des Behandlers können sogar kalt sein.
Frau Takata, eine Reiki-Lehrerin, die für die Ge-

schichte und Verbreitung des Reiki-Systems eine wichtige Rolle spielte, hat bei den ersten Behandlungen, die sie bekam, nach den Heizgeräten gesucht, die sie unter der Liege oder in den Händen der Behandler vermutete.

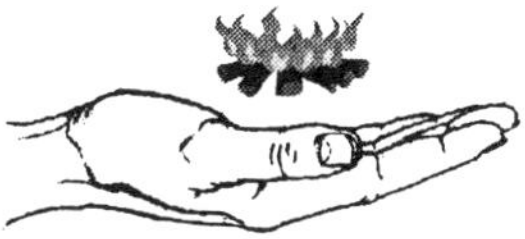

Reiki-Wärme

Die durch Reiki angeregten Bewegungen der anderen Energieformen werden gespürt

Was hier zu spüren ist, sind die durch Reiki angeregten Bewegungen der anderen Energieformen. Unsere Sinne sind dafür ausgelegt, Unterschiede, z. B. der Lichtverhältnisse (hell – dunkel) oder der Umgebungstemperatur (warm – kalt), festzustellen und darauf hinzuweisen. Reiki unterliegt, wie wir schon mehrmals bemerkt haben, nicht diesen Gegensätzen und kann deshalb von unseren Sinnen nicht wahrgenommen werden.

Hellsichtigkeit oder Hellfühligkeit

Zu diesen Sinnen gehören auch die bei manchen entwickelte Hellsichtigkeit oder Hellfühligkeit. Im Prinzip natürliche Gaben: Die Empfindungen in den Händen bei der Reiki-Behandlung kann man schon als ersten Ansatz der Hellfühligkeit bezeichnen.

Eine Reiki-Behandlung ist eine Art Urlaubserlebnis

Dennoch ist eine Reiki-Behandlung für viele eine Art Urlaubserlebnis: Erinnern Sie sich noch, wie Sie in der Sonne lagen und von ihren Strahlen durch und durch aufgewärmt wurden, sich entspannten und so richtig mit (Sonnen-) Energie auftankten? So wird auch Reiki erlebt.

Zuviel – zuwenig Energie?

Reiki regt die Auffüllung oder Ableitung an

Reiki füllt selbst keine Energiedefizite auf oder nimmt Energieüberschüsse weg, es regt dazu an, daß aufgefüllt oder abgeleitet wird.

Reiki harmonisiert unter Nutzung der natürlich vorhandenen Wege. So ist zum Beispiel auch zu erklä-

Reiki bei Kopfschmerzen

ren, wie es möglich ist, daß´wenn Sie bei Kopfschmerzen sich den Kopf mit Reiki behandeln lassen, die Schmerzen erst einmal anwachsen. Die im Kopf gestauten Energien wollen dann über den Hals-Nacken-Bereich abfließen, können es aber nicht, da dort eine Verkrampfung, eine Stauung vorliegt. Reiki regt nun die Bewegung der Energien an, der Schmerz vermehrt sich, aber auch die Stauung im Nacken wird nach und nach gelöst. Schließlich lassen die Kopfschmerzen nach, wenn die Verkrampfung sich löst.
In der Praxis hat sich bewährt, sanfter vorzugehen, Sie wollen ja nicht mehr Schmerzen, sondern Linderung. Es wäre deshalb sinnvoller, von der anderen, nicht verschmerzten Seite an der Blockade zu arbeiten. Schultern und Nacken sollten mit Reiki versorgt werden. Wirkt selbst das nicht, so ist noch tiefer anzusetzen: Der Beckenbereich, die Knie und Knöchel können in ihrem Energiefluß blockiert sein, so daß im Kopfbereich zuwenig abfließen kann.

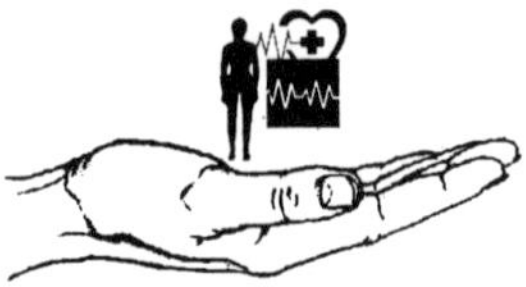

Reiki hält gesund und fit

Man spricht hier auch davon, daß die Erdung nicht ganz in Ordnung ist. Wir leben auf der Erde und müssen unser Sein auf ihr leben und ausdrücken. Versuchen wir dies nur im Kopf, also durch Denken, ohne unsere Ideen in Taten umzusetzen, so werden wir quasi die Füße unter dem Boden verlieren und schließlich wissen wir nicht mehr, wo uns der Kopf steht.
Auch die Fußsohlen und Fußspitzen können zur enormen Verbesserung des Energieflusses nach unten mit Reiki versorgt werden. Dort befinden sich die *Reflexzonen*, die in der Fußreflexzonenmassage sehr erfolgreich genutzt werden, um Gesundheit und Wohlbefinden zu stärken. Es gibt Zonen für alle Organe des Körpers.

Fußreflexzonen

Mit Reiki lassen sich diese Zonen noch viel einfacher harmonisieren, denn die für die Massage wichtige Kenntnis über die genaue Lage der Zonen ist bei der Reiki-Behandlung nicht so detailliert erforderlich.

Mit Reiki können diese Zonen einfacher harmonisiert werden

Reiki ist nun mal einfach, das wenige, das Sie zur effektiven Anwendung wissen sollten, lernen Sie im Reiki-Seminar. Was Ihnen noch fehlen könnte läßt sich problemlos in der oft leicht zu lesenden und gut verständlichen Fachliteratur nachschlagen.

Reiki ist einfach

Körper, Geist und Seele behandeln?

Reiki wirkt auf allen Ebenen, der körperlichen, der geistigen und der seelischen, also ganzheitlich, da es die höchste organisierende Energieform ist. Haben Sie ein Problem auf einer dieser Ebenen, das Sie mit Reiki versorgen möchten, so werden in der Regel auch die anderen Ebenen mitbehandelt.

Reiki wirkt auf allen Ebenen

Änderungen zeigen sich ebenfalls in allen drei Bereichen. Werden zum Beispiel Knieschmerzen mit Reiki behandelt, so werden Sie nach der Behandlung nicht nur physisch besser gehen, sondern auch Ihren Lebensweg wieder leichter bewältigen können.

Körper, Geist und Seele lassen sich nicht so leicht voneinander trennen, Gliedmaßen und Organe, alle haben im Seelischen und Geistigen ihre Analogien.

Körper, Geist und Seele lassen sich nicht trennen

Das heißt andersherum: Wenn Sie eine Schmerztablette für körperliche Schmerzen nehmen, betäuben Sie auch einen Teil der anderen Bereiche, drücken ihn weg und nehmen ihn nicht mehr wahr. Doch gerade das sollte nur selten passieren, denn die Schmerzen wollen ja auf etwas ganz Bestimmtes hinweisen, sie erregen Aufmerksamkeit und wollen, daß das dahinterliegende Anliegen Beachtung findet und nicht verdrängt wird.

Beispiel Schmerztabletten

Einlassen und annehmen

Der Empfänger muß grundsätzlich dazu bereit sein, Reiki anzunehmen / einzuziehen, da es nicht auffüllt oder ableitet, sondern umorganisiert, und dies kann nicht gegen den Willen geschehen.

Reiki organisiert um

> Reiki läßt einem also Freiheit, wieviel Energie man nehmen will und wieviel Veränderung man akzeptieren möchte.

Das Annehmen von Reiki wird wenig bewußt gesteuert

Das Annehmen von Reiki wird jedoch nur in sehr geringem Maße bewußt gesteuert. Es ist ein – vielen nicht sehr bewußter – Anteil des Menschen, der die Aufnahme von Reiki regelt. Dieser Teil in Ihnen, der aufgrund seiner Aufgaben auch *inneres Kind* genannt wird, hat viel mit Körperlichkeit, Spaß und Freude am Leben, außersinnlicher Wahrnehmung und Energiebewegungen im Körper zu tun. Je mehr das innere Kind ins Leben integriert wird, je bewußter Sie selbst seiner sind, desto bewußter werden Sie Reiki aufnehmen oder auch ablehnen.

Inneres Kind

Man kann nicht zuviel Reiki bekommen

Aus diesem Grund – und weil man nicht lebendig genug sein kann – kann man auch nicht zuviel Reiki bekommen. Nur sollte immer noch genug Zeit für diese Lebendigkeit bleiben. Sich ständig mit Reiki zu versorgen, wäre widersprüchlich. Die Versorgung mit Reiki ist nicht das Leben.

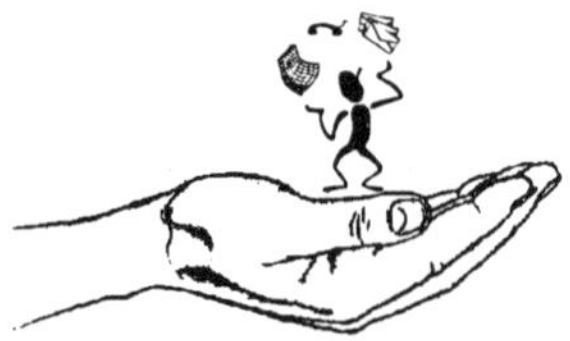

Reiki bringt ins Gleichgewicht

Die Arbeit mit Reiki bringt Sie und Ihre Persönlichkeitsanteile, zu denen das innere Kind zählt, Stück für Stück näher zusammen. Sie werden mehr und mehr lernen, selbst für Ihre Bedürfnisse zu sorgen.

Interesse des inneren Kindes

Andererseits kann das Vertrauen und das Interesse des inneren Kindes zur besseren Reikiauf- und -annahme vor und während der Behandlung gewonnen und angeregt werden. Eine liebevolle, warme Atmosphäre, ein nettes Gespräch, Verständnis für die Probleme – kurz gesagt das liebevolle Einlassen und Annehmen des Klienten ist eine der wichtigsten Bedingungen dafür.

Das innere Kind zum Spielen anregen

Ein anderer Aspekt sind Dinge, die das innere Kind zum Spielen anregen. Viele Reiki-Lehrer und -Behandler arbeiten mit Musik im Hintergrund, Kerzenlicht oder indirekter, gedimmter Beleuchtung, mit warmen Farben, Tüchern, also in einer besonders und interessant gestalteten Umgebung. Ein Extraraum wird dafür erst notwendig, wenn Sie als Profi Ihre Dienste nicht nur Freunden, Verwandten und Bekannten anbieten möchten.
Bei einer Reiki-Behandlung wird eine Menge verarbeitet und freigesetzt, das möchte man bei (fast) fremden Menschen ja nicht unbedingt in seiner guten Stube geschehen lassen. Die eigene Privatsphäre sollte sich der Reiki-Profi unbedingt bewahren.

Eine sinnvolle Lebensweise

Reiki braucht genügend steuerbare Energien

Reiki braucht, um optimal steuern zu können, ausreichend steuerbare Energien, weshalb ausreichend Aktivität und Entspannung, gesundheitsfördernde Lebensmittel, viel Wasser und eine gesunde Lebensgestaltung und -haltung den Erfolg der Behandlungen um ein Vielfaches erhöhen.

Beispiel Auto

Sie können sich sicher vorstellen, daß es schwierig ist, mit wenig oder schlechtem Benzin im Tank Ihres Autos zum Ziel zu gelangen. Sie können zwar lenken/steuern, aber was ist im Motor los? Reiki hilft wohl, das Benzin zu verbessern, aber wäre es nicht sinnvoller, gutes Benzin zu verbessern als schlechtes? Wäre es nicht besser, man würde Reiki für den Vorgang des Steuerns selbst einsetzen?
Bremsen, Gasgeben, nicht soviel, daß der Motor kaputt geht, nicht so wenig, daß er absäuft, aufmerksam sein, Blinkersetzen, Lenken – das alles geht natürlich leichter, wenn der Motor und das Fahrzeug in Ordnung sind.

> Auf Ihr Leben übertragen heißt das, daß es viel einfacher ist, das eigene Leben zu regeln, wenn Sie für die Gesundheit und volle Funktionsfähigkeit Ihres Körpers sorgen, und zwar im voraus.

Trinken zur Erleichterung des Energieflusses

Ich habe bei mir selbst festgestellt, daß wenn ich genügend trinke, sich der Fluß der Energien bei den Reiki-Behandlungen viel leichter und schneller einstellt als bei einer Wasserunterversorgung. Als Getränke zur ausreichenden Wasserversorgung zählen nicht Kaffee, schwarzer Tee, Alkohol, Limonaden oder Säfte.

Wasser ist Lebenselixier

Wasser ist ein Elixier des Lebens, für mich das zweite, direkt nach der noch wichtigeren Atemluft, weshalb auch regelmäßige aerobe Bewegung, wie leichtes Laufen oder ein strammer Spaziergang, zur gesunden Lebensgestaltung ebenso dazugehört wie ein gesundes Raumklima in der Wohnung und am Arbeitsplatz.

Nahrung ist 3. Elixier

Das 3. „Elixier" ist die Nahrung. Die Reihenfolge ergibt sich daraus, wie dringlich wir Luft, Wasser oder Essen aufnehmen müssen. Ohne Nahrungsaufnahme kann der Mensch im Durchschnitt 30 Tage überleben, ohne Wasserzufuhr nur etwa 3 Tage, aber ohne zu atmen können wir nur 3 Minuten überleben.

Zivilisationskost

Leider enthält das, was bei uns heutzutage auf den Tisch kommt, nicht mehr die Vitamine, Mineralstoffe und Spurenelemente in dem Maße, wie es für eine optimale Ernährung wichtig wäre. Nahrungsergänzungsmittel (z. B. Vitaminpräparate), spezielle Tees und anderes können hier Abhilfe leisten.

Wirkung des Reiki

Reiki regt die Verbrennung des Motors, die Energieausnutzung an, d. h., der Wirkungsgrad wird gesteigert, Ablagerungen im „Motor Mensch" werden abgebaut. Doch belastetes, verunreinigtes Benzin kann einfach nicht gut verbrennen. Sorgen Sie für Ihren Motor, für Ihren Körper durch gute „Lebenselixiere" und Reiki. Stoffwechsel, Entschlackung und Energieversorgung werden dadurch optimiert.

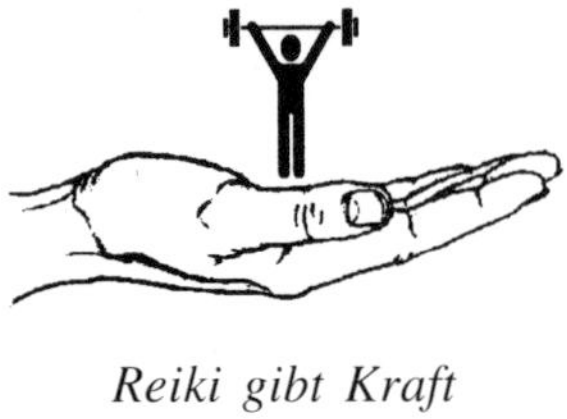

Reiki gibt Kraft

Verbesserung der Lebenselixiere durch Reiki

Alle drei Lebenselixiere können mit Reiki in ihrer lebensenergetischen Wirkung auf einfache Weise stark verbessert werden. „Eigentlich konnte ich schon immer gut kochen. Aber nach meiner Reiki-Einweihung, bekam ich so oft Lob für meine Kochkünste, wie sonst nie."(Jutta aus Essen).
Mit dem 1. Grad können Sie ein paar Minuten die Hände auf Nahrungsmittel oder um Wasserflaschen legen, mit dem 2. Grad lassen sich Kraftfelder schaffen, in denen sich die Dinge wunderbar mit Reiki aufladen und harmonisieren lassen. Schadstoffe und Gifte lassen sich mit Reiki zwar nicht wegzaubern, ihre Wirkung kann jedoch etwas vermindert werden.

Herausforderungen des Lebens annehmen

Sei-lebendiger-Lebensenergie

Da Reiki die anderen Energien anregt, könnte man es auch mit „Sei-lebendiger"-Lebensenergie übersetzen, denn etwas, das lebendig ist, das ist im Fluß, in Bewegung, es ist lebendig. Und genau dazu will Reiki anregen. Man könnte auch sagen „Reiki fördert lebendige Prozesse", und zwar auf allen Seinsebenen. Es hilft also, Blockaden zu lösen.
Und genau hier liegt auch ein Mißverständnis des Reiki: Jede Blockade hat einen gewissen Widerstand, sonst wäre sie ja schon längst gelöst. Reiki fordert aber auf, die Blockade zu lösen, was wiederum den Widerstand aktiviert. Nun ist so ein Widerstand, gerade wenn Sie tiefgreifende Probleme mit Reiki angehen, nicht nur irgend eine Kleinigkeit, sondern bildet in bezug auf das Problem die große Herausforderung. Um zur Heilung zu kommen, müssen Sie über Ihren eigenen Schatten springen, zu einer alten Verhaltensweise muß eine neue hinzukommen, die zur Problemlösung geeignet ist.

Reiki fordert auf, Blockaden zu lösen

Widerstand

Widerstand können Sie auch so verstehen, daß Sie die alte Verhaltensweise, die Sie in dieses Problem gebracht hat und die zudem bisher sehr wirksam und hilfreich für Sie war, lieben und schätzen gelernt haben.
Hilfreich deshalb, weil dieses Verhalten Ihnen zum

Beispiel gewisse Vorteile wie mehr Zuneigung ermöglichte oder Ihnen ersparte, die Verantwortung für etwas übernehmen zu müssen. Sie selbst, Ihr Unterbewußtsein will deshalb dieses Verhaltensmuster nicht ersetzen.

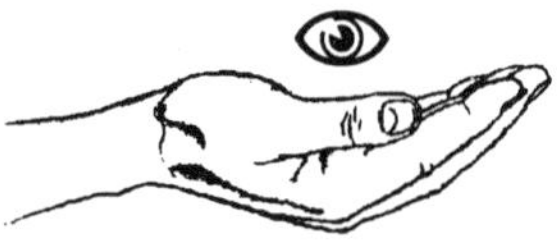

Reiki bringt (Selbst-)Erkenntnis

Reiki macht die eigenen Mißstände erkennbar

Manche spüren diesen Widerstand sehr stark und meinen, daß es ihnen seit dem Reiki-Seminar bzw. den Behandlungen nicht besser, sondern eher schlechter geht. Dazu kommt natürlich, daß Reiki durch die Förderung des Lebendigen die eigenen Mißstände und das eigene Unglück klarer erkennbar macht. Sie fühlen sich durchgerüttelt und schieben alles auf Reiki. Mir sind schon einige Reiki Praktizierende begegnet, die aus diesen Gründen Reiki aufgegeben oder andere Methoden der Energieübertragung gesucht, gefunden oder entwickelt haben, die ihnen eher erlauben, sich nicht zu ändern.

Das ist sehr schade, denn eine große Möglichkeit zur Persönlichkeitsentwicklung, eine Chance, Gott wieder näher zu kommen und das eigene Glück zu finden wurde nicht genutzt. Mit Reiki weiterzumachen, hilft in vielen Fällen. Doch mag auch ein anderer Weg nötig sein: Der Weg zu einem geeigneten Fachmann, jemandem, der geschult ist, damit umzugehen, z. B. ein Lebensberater, ein Psychotherapeut oder ähnliches. Dies ist ein sehr erfolgreicher Weg, ganz besonders, wenn dabei weiterhin Reiki genutzt wird.

Also, wichtig: Reiki verursacht nicht die Probleme, die bei und besonders nach der Behandlung im Alltag auftreten, es bringt lediglich Ihre schon vorhandenen Probleme ans Tageslicht. So haben Sie die Möglichkeit, zu reagieren, bevor Sie vor einem fast unüberwindbaren Berg stehen und die

Folgen nur noch schwer oder gar nicht mehr zu reparieren vermögen.

Abhängig von Reiki?

Von Reiki kann man nicht abhängig werden. Dies ist zum einen darin begründet, daß Reiki die anderen Energien anregt, und zum anderen fügt Reiki keinen „Stoff" in den Körper ein, der irgend etwas ähnliches bewirken könnte.
Reiki ist im Grunde eine natürliche Lebensenergieform, die von jedem Lebewesen genutzt werden kann. In welchem Maße dies geschieht, hängt von vielen äußeren und inneren Faktoren ab.
Im Usui-System mit Reiki kann nun jeder Reiki für sich und andere konzentriert nutzen und effektiv einsetzen. Reiki fördert dabei, daß Körper, Seele und Geist wieder selbständig für ihr Wohl sorgen lernen und Reiki-Behandlungen dafür immer weniger benötigen.

Reiki fördert die selbständige Sorge für das Wohl von Körper, Geist und Seele

Im Rhythmus des Lebens

Reiki regt an, lebendig zu sein

Entspannung und Anspannung finden einen natürlichen Rhythmus und Ausgleich, denn Reiki regt an, lebendig zu sein, und Lebendigsein bedeutet nun mal, im Rhythmus der Polaritäten, im Auf und Ab des Lebens zu schwimmen. Yin und Yang wechseln sich rhythmisch ab. Sie lernen mitzuschwimmen.
Im hektischen Alltag, Streß mit Beruf und Familie, befinden wir uns allgemein sehr stark im Zustand der Anspannung, Reiki wirkt deshalb eher entspannend als anspannend.

Reiki wirkt entspannend

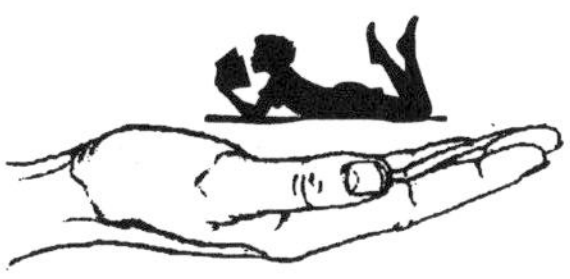

Reiki entspannt

Reiki vor dem Schlafen

Bewährt hat sich zum Beispiel, sich abends im Bett vor dem Einschlafen die Hände auf den Bauch zu legen, um sich so noch ein wenig mit Reiki zu versorgen und entspannt einzuschlafen.

Schlaf ist wichtigste Regenerationsphase

Der Schlaf, mit dem wir etwa 8 Stunden des Tages, also kurz gesagt ein Drittel unseres Lebens verbringen, ist die wichtigste Regenerationsphase für Körper, Seele und Geist. Hier tanken wir auf für den Tag, für die Belastungen des Alltags, hier verarbeiten wir die vielen Eindrücke, und hier baut der Körper die meisten Schlackenstoffe ab und viele Gewebe neu auf. Ein guter Grund, für wirklich erholsamen Schlaf zu sorgen.

Reiki hilft beim Schlafen

Reiki kann Ihnen dabei wieder einmal große Dienste erweisen, besonders mit den Möglichkeiten des 2. Grades. Reiki-Kraftfelder oder zeitversetzte Behandlungen für die Schlafphase – oder sei es einfach das Einschlafen mit den Reiki-Händen auf dem Bauch – sind direkte Hilfen, die Reiki bietet.

Indirekt wird auch die regelmäßige Behandlung tagsüber für einen tieferen und entspannteren Schlaf sorgen.

Grundvoraussetzungen für einen erholsamen Schlaf

Zudem sind frische, gesunde Atemluft und ein von Elektrosmog und Erdstrahlung befreiter Schlafplatz aus meiner Erfahrung als Baubiologe Grundvoraussetzungen für einen erholsamen Schlaf, der auch am Tag die Leistungsfähigkeit erhält. Auch bei einer Reiki-Behandlung können diese Faktoren störend wirken.

Zwei meiner Reiki-Schülerinnen berichteten mir, daß Reiki ihnen gar nicht mehr gut tue, sie bekämen seit einiger Zeit während der Behandlung immer ein schwindliges Gefühl mit Kopfschmerzen. Nach ein paar Fragen stellte sich heraus, daß die Probleme erst aufgetreten sind, seit der Behandlungsplatz verlegt wurde. Meine Empfehlung war, die Liege an den alten Platz zurückzustellen. Reiki bereitet den beiden heute noch viel Spaß und keine Probleme mehr.

Wächst Zerstörtes neu?

Reiki kann nichts endgültig Zerstörtes heilen

Reiki kann nichts endgültig Zerstörtes heilen. Durch Reiki wird zum Beispiel ein amputierter Arm nicht neu wachsen, denn es regt nur die „unteren“ Energien zur optimalen Arbeit an, und dies ist nun mal nicht, solche Art von Wunder zu vollbringen. Ein amputierter Arm, ein entnommenes Organ kann nicht durch Reiki nachwachsen, dafür sind andere Dinge notwendig (die ich übrigens nicht kenne oder zu beeinflussen vermag.).

Reiki kann auch Wunder vollbringen

Reiki kann jedoch auch Wunder vollbringen, zum Beispiel sind Spontanheilungen durch Reiki nicht selten. Leider werden dabei – wie auch bei den vielen anderen Wunderheilungen – die enormen Vorarbeiten des Genesenden nicht betrachtet. Wunderheilungen und ähnliches treten meines Wissens nie ohne den schweren Weg dorthin auf, auch wenn dies gerne so dargestellt wird.

Warnung

> Aus all dem ergibt sich noch mal die Warnung: Wird Reiki angewandt und mit der Energie und den neuen Freiräumen nicht die Chance ergriffen, das Nötige zu ändern, wird also versucht, die Reiki-Energie zur Unterdrückung der Probleme einzusetzen, so wird das Leben mehr und mehr zur Qual.

Reiki fördert das Leben und nicht die Stagnation

Warum? Einfach, weil Reiki das Leben, den Fluß und nicht die Stagnation fördert. Doch zum Trost: Manchmal muß man halt noch ein bißchen mehr leiden, bevor man etwas ändert. Es heißt nicht umsonst, daß der Mensch erst anfängt, sich zu bewegen, wenn der Leidensdruck hoch genug ist.

Wie man Reiki anwendet, lernen Sie detailliert im Seminar, Sie können sich auch während einer Behandlung einen kleinen Einblick holen. Einige Anwendungen möchte ich später noch vorstellen, sie können das Seminar jedoch nicht ersetzen, da wie immer ein großer Unterschied zwischen Theorie und Praxis besteht. Haben Sie schon ein Reiki-Seminar besucht, so finden Sie sicher ein paar gute Anregungen.

Reiki: Entspannungs- und Meditationsmethode

Reiki bewirkt ein harmonisches Zusammenspiel von Anspannung und Entspannung

Wie Sie oben schon gelesen haben, bewirkt Reiki ein harmonisches Zusammenspiel von Anspannung und Entspannung, weshalb es eigentlich nicht ganz richtig ist, von Entspannungsmethode zu reden.

Da heutzutage jedoch die meisten Menschen eher unter chronischer Anspannung leiden, wirkt Reiki eben meistens eher entspannend. Diese permanente unterschwellige Anspannung wird zum Beispiel hervorgerufen durch Streß in Alltag, Beziehungen und Berufsleben oder auch durch eine gute Taktik, die eigenen Bedürfnisse zu unterdrücken.

Permanente unterschwellige Anspannung

Vorteile einer Entspannungsmethode

Eine Entspannungsmethode, sprich Streß-Release, ist für jeden hart Arbeitenden zum einen eine willkommene Powerpause und zum anderen eine effektive Möglichkeit der Problembewältigung und Lösungsfindung.

Wenn Sie entspannt sind, fällt Ihnen eher eine kreative Lösung ein als unter Streß. Ungewöhnliche Erfolgs- und Arbeitsstrategien entstehen häufig in oder durch Entspannungszustände. Zudem wird dem sogenannten Burnout, dem „keine Lust mehr auf die Arbeit Haben“ vorgebeugt.

> Dies sind Hilfen, die ebenso vielbeschäftigte Manager nutzen können wie beanspruchte Mütter oder gestreßte Schüler sowie jeder andere, der unter einem enormen Druck leidet oder mit ähnlichen Problemen zu kämpfen hat.

Streß führt zu einem erhöhten Adrenalinausstoß in den Nebennieren. Adrenalin ist ein Aktivitätshormon, es sollte uns eigentlich dazu dienen, daß wir uns schneller bewegen und kampfbereit sind. Unsere Blutgerinnung wird erhöht, damit wir im Falle einer Verletzung nicht verbluten. Da Streßsituationen heutzutage jedoch nur selten zu körperlicher Aktivität führen, bleibt die Aggression im Körper stecken, und die Anspannung erhöht sich.

Streß führt zu einem erhöhten Adrenalinausstoß

Man könnte auch sagen, daß die Entspannung, die Reiki hervorruft, die Grundlage für Reiki als Naturheilweise, im Alltagsmanagement und beim spirituellen Weg der Persönlichkeitsentwicklung ist.

Spiritueller Weg zur Persönlichkeitsentwicklung

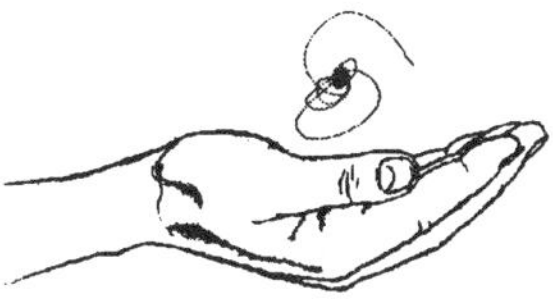

Reiki zentriert

Entspannung wird dadurch hervorgerufen, daß Verkrampfungen, Blockaden und dergleichen mit Reiki gelöst werden und es so zu einer natürlicheren äußeren wie inneren Haltung kommt. Die Entspannung ist also nicht nur in der Behandlung zu spüren, sondern wird mit in den Alltag genommen. Dinge lassen sich wieder entspannter angehen, und andere Herangehensweisen und Lösungen können gefunden werden.

Verkrampfungen werden mit Reiki gelöst

Um Reiki in seiner entspannenden Wirkung nutzen zu können, sind nicht nur lange Sitzungen sinnvoll. Auch mal kurz zwischendurch die Hände auflegen kann einen Bereich wieder lockerer machen.

Lange Sitzungen sind nicht notwendig

Das gesamte Spektrum der Anwendungsformen des Reiki ist also zur Entspannung einsetzbar. Ich selbst habe zum Beispiel in einer Zeit, in der mir morgens das Aufstehen schwerfiel, mit dem intuitiven Reiki und mit einer Reflexzonenbehandlung der meinen Verspannungskopfschmerzen entsprechenden Zonen im Fußbereich gute Erfahrungen gemacht und schnelle Linderung erreicht.

Erfahrungen des Autors

Unter „Reikianern“ ist es besonders beliebt, nicht verdaute Eindrücke, Geschehnisse des Tages und Gedanken, welche noch abends im Kopf kreisen, dadurch zu verarbeiten, daß sie im Bett noch einmal die Hände auf Magen und Bauch legen. Der Bauch enthält die Organe der Verdauung, er steht auch symbolisch für die Verdauung von mentaler und seelischer Nahrung, für Analysefähigkeit und das bewußte Denken.

Hände auf Magen und Bauch legen

Aufgabe der 3. Persönlichkeitsebene

Von den Persönlichkeitsebenen (s. Seite 97), die ebenfalls mit Reiki versorgt werden, ist die dritte in der Magenregion zu finden. Sie spiegelt auf nichtkörperlicher Ebene die Fähigkeit, das auszusortieren, was für den einzelnen nicht hilfreich, fördernd oder auf andere Art nützlich sein könnte, auch die Fähigkeit, sich ausreichend, aber nicht übermäßig abzugrenzen.

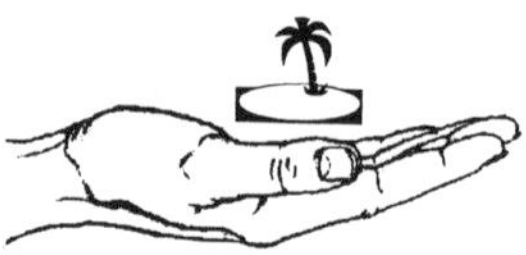

Reiki schafft Freiräume

Andererseits ist es durchaus sinnvoll, sich ab und zu Zeit in Form von 3–4 Reiki-Ganzbehandlungen (jeweils etwa 1–1,5 Stunden) pro Woche zu nehmen, so daß eine Grundentspannung entsteht, die dann noch gelegentlich oder bei Bedarf wieder unterstützt wird. Solch eine Reiki-Kur kann durchaus mehrmals im Jahr durchgeführt werden (siehe auch Seite 88).

Grundentspannung

Beispiel

Meine Freundin Elke hat mit der Reiki-Kur die Angst und den Leistungsdruck eines Schülers erfolgreich behandeln können: „Erst letzte Woche hatte ich ein Reiki-Erlebnis, das ich Dir noch unbedingt mitteilen möchte. Ein Junge, 11 Jahre alt, clever und fleißig in der Schule, versagte völlig bei den Klassenarbeiten. Ich gab ihm 4 Reiki-Sitzungen an aufeinanderfolgenden Tagen. Die nächste Mathearbeit – „gut“. Er hatte zusätzlich die Aufgabe bekommen, mindestens einmal am Tag für 5 Minuten nichts zu tun.“

Genauso wie Reiki auf dem Weg zu allgemeiner Anerkennung ist, so ist Meditation bereits ein akzeptiertes und bekanntes Mittel, gelassenere Lebensanschauungen zu verinnerlichen.

Verbindung von Reiki und verschiedenen Meditationsformen

Reiki läßt sich sehr gut mit verschiedenen Meditationsformen verbinden. Wer sich hier auskennt: Der Kreativität sind kaum Grenzen gesetzt. Sich selbst oder einem Teilaspekt seines Ichs mit Reiki zu versorgen, hat manchem schon schnellere und größere Meditationserfolge und -erlebnisse gebracht.

Das hohe Selbst überwacht den individuellen Lebensplan

Neben dem schon erwähnten inneren Kind wäre da zum Beispiel das *hohe Selbst*, welches die Aufgabe hat, den individuellen Lebensplan zu überwachen. Dieser Lebensplan sagt jedoch nichts darüber aus, ob ein Mensch glücklich und gesund oder krank und unglücklich, ob er reich oder arm ist, als Versager oder Gewinner durchs Leben geht. Es geht mehr um die Themen, an denen die Persönlichkeit wächst, als um die Art und Weise, wie diese gelebt werden.

Meditationsbeispiel

Eine schöne Meditation mit Reiki ist zum Beispiel, wenn man Hände und Füße mit den Innenflächen zusammenlegt und die Aufmerksamkeit auf den Energie- bzw. Reiki-Fluß richtet. Erweitern läßt sich dies noch damit, daß die zusammengelegten Hände aufrecht vor der Brust gehalten werden und die Aufmerksamkeit auf die Spitze der längsten Finger, der Mittelfinger gerichtet bleibt.

Herzkonstriktor-Meridian

In der Spitze des Mittelfingers endet ein wichtiger Meridian* der traditionellen chinesischen Medizin, der *Herzkonstriktor-Meridian*. Er steht u. a. für Nervosität, Unruhe, gestörte Gefühle, Herzklopfen und Kurzatmigkeit, alles Qualitäten, die einen von der Meditation und den damit verbundenen Entspannungszuständen abhalten können.

Die Energie folgt der Aufmerksamkeit

Wie ich noch weiter unten beschreiben werde, folgt die Energie der Aufmerksamkeit. Mit der Ausrichtung der Aufmerksamkeit auf die Mittelfingerspitzen lenken Sie automatisch den Energiefluß in diesen Meridian. Es fällt dann leichter, zur Ruhe zu kom-

* Ein Meridian ist eine Energiebahn, die durch den Körper läuft und gewisse körperliche, geistige und seelische Qualitäten und deren Energiefluß ausdrückt.

men, aufkommende, nicht verarbeitete Gefühle können leichter angenommen werden, kurz – das Meditieren fällt einem leichter.

Ablenkende Gedanken

Während der Meditation kommen sicher immer wieder Gedanken dazwischen, die die Aufmerksamkeit ablenken, doch gerade darin liegt die Aufgabe und der Reiz und schließlich auch der Erfolg der Meditation.

> Meditation hilft erst richtig bei regelmäßiger Übung, erst dann kommt man in tiefere Entspannungs- und Meditationszustände.

Meditation wird von einigen Schulmedizinern anerkannt

Daß Meditation einiges zum Wohlbefinden und zur Krankheitsvorsorge leisten kann, ist selbst bei Schulmedizinern anerkannt. Bis vor kurzem haben viele Krankenkassen Meditationskurse finanziell unterstützt oder sogar angeboten. Im Rahmen der Gesundheitsreform sind dafür leider die Mittel gestrichen worden, weshalb ich auch keine Hoffnung habe, daß Reiki diese Unterstützung in Zukunft bekommen wird.
Andererseits ist es schön, zu sehen, wie viele Menschen die Verantwortung für ihr Glück und ihre Gesundheit selbst übernehmen, indem sie Zeit und Geld investieren in Kurse und Fortbildungen, die ihnen weiterhelfen können. Es ist nun mal besser „seines Glückes Schmied" zu sein, als die Schuld für Probleme bzw. deren Lösung anderen zuzuschieben.

Entspannung hilft, zu verändern und alte Verhaltensweisen abzulegen

Entspannung ist auch die Grundlage, wenn es darum geht, wieder einmal etwas zu ändern, wenn es darum geht, eine alte Verhaltensweise abzulegen, ein Problem zu lösen. Steckt man noch mittendrin, so ist man angespannt und verspannt, der Fluß zu neuen Ideen und der nötigen Energie, diese auch umzusetzen, ist blockiert. Dieses starre und steife Verhalten ist nicht biegsam genug, um sich dem Wind des Lebens zu beugen. Wie eine Birke sich im Wind wiegt, so sollte der Mensch sich den Anforderungen des Lebens anpassen können. Nicht standzuhalten bis zum Zerbersten, sondern standhalten durch Mitschwingen ist die Devise. Im entspannten Zustand ist dies viel leichter als unter der alltäglichen Anspannung.

Standhalten durch Mitschwingen

Dabei wird nur häufig ein Fehler gemacht. Die Entspannung wird mit der Lösung des Problems gleichgesetzt. Hören Sie, wenn Sie den Entspannungszustand erreicht haben, nicht auf, nach Lösungen zu suchen und diese dann auch umzusetzen.
Jetzt haben Sie die Energie, etwas zu verändern, deshalb sollten Sie sie auch gerade jetzt nutzen. Tun Sie dies nicht, so tritt das Problem über kurz oder lang wieder auf.

Die Entspannung nicht als Problemlösung betrachten

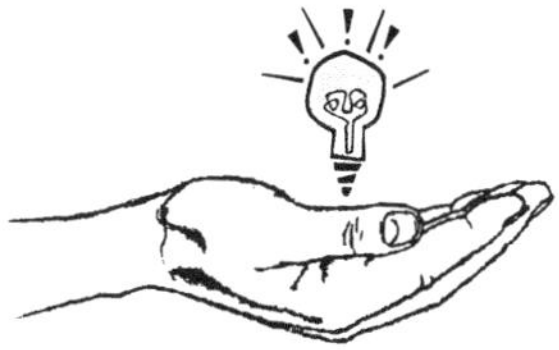

Reiki hilft, Lösungen zu finden

Haben Sie zum Beispiel Kopfschmerzen, da Ihnen die viele Arbeit über den Kopf wächst, so können Sie sich mittels Reiki nun wunderbar helfen. Wenn Sie Reiki nicht ganz ungeschickt anwenden (und das traue ich Ihnen durchaus zu), werden Sie schnell Linderung spüren. Es wäre jedoch dumm, sich dann wieder in die Arbeit zu stürzen. Sinnvoller ist es, sich dann zu überlegen, wie weitere Überlastungen vermieden werden können.
Auch bei dieser kreativen Arbeit kann Reiki von großem Nutzen sein. Eine Lösung könnte es sein, zu delegieren, statt alles selbst zu machen. Auch hier ist die Funktionsweise des Reiki deutlich zu erkennen.

Beispiel Kopfschmerzen

> Reiki nimmt Ihnen das Leben nicht ab, Reiki hilft Ihnen, es zu leben.

Reiki: die Naturheilweise

Vorgehen der Naturheilkunde

Eine Naturheilweise baut darauf auf, nicht die Symptome, an denen der Patient leidet, zu unterdrücken, sondern sie als Hinweis dafür zu nutzen, was dem Menschen fehlt. Nach dieser „Diagnose“ werden dann die entsprechenden Heilmittel verordnet, die helfen sollen, das Fehlende zu integrieren, um es dem Patienten so zu ermöglichen, wieder ein Stück ganzer (= heiler) zu werden. Die Symptome verschwinden dann „von allein“.

Reiki als Naturheilweise

Reiki kann als Naturheilweise über die Entspannung (s. o.)

- dazu verhelfen, daß unbewußte Blockaden und Probleme ans Licht geholt werden und so leichter integriert werden können;
- helfen, die richtigen Energien in die richtigen Kanäle zu leiten, damit genügend davon zur Heilung zur Verfügung steht und so die Selbstheilung und Selbstregulation des Körpers leichter ablaufen kann;
- dadurch wiederum dafür sorgen, daß die verordnete Medizin besser und schneller wirken kann. Eine Ausnahme bilden dabei Schmerz- und Narkosemittel. Diese werden, da Reiki ja das körpereigene Immunsystem anregt, von diesem schneller ausgeschieden als normal, d. h., der Patient wird schneller wach. Darum darf mit Reiki nur vor bzw. nach einer Operation behandelt werden, aber auch der Zahnarztbesuch mit der Betäubungsspritze ist solch ein Fall;
- natürlich nicht nur zur Behebung und Heilunter-

stützung brauchbar eingesetzt werden; es ist ebenso sinnvoll, Reiki vorsorgend dafür einzusetzen, daß die Gesundheit erhalten bleibt und die Fitneß verbessert wird. Zuviel Reiki kann man ja nicht bekommen.

Reiki selbst heilt nicht

Reiki selbst heilt nicht. Wie schon bei der Wirkungsweise beschrieben (s. Seite 16), setzt es jedoch vieles in Bewegung, damit Heilung stattfinden kann.

Reiki für chronische Krankheiten

Für chronische Erkrankungen, wie Allergien, Schmerzen, Krebs, Diabetes, also alle Erkrankungen, die schon über einen längeren Zeitraum bestehen oder gerade erst diagnostiziert wurden, aber schon länger im Körper geschlummert haben müssen, ist die Reiki-Kur zu empfehlen.

Beispiel einer Krebspatientin

Mir fällt dabei immer Bärbel, eine meiner Reiki-Schülerinnen ein, die nach einer Krebsdiagnose mit üblicher Therapie zu mir in den Kurs kam. Sie machte einen sehr grauen, faden und unkonzentrierten Eindruck, von Lebendigkeit war nur wenig zu spüren. Ich sah sie erst 3 Monate später bei einem Schülertreffen wieder, ich hätte sie fast nicht wiedererkannt. Nicht nur, daß sie sich besser schminkte, fröhlichere Kleidung trug und eine neue freche Frisur hatte, sie hatte auch ein wenig abgenommen, lächelte freundlicher und strahlte eine ganz andere Persönlichkeit aus. Diese umfassenden Veränderungen in dieser kurzen Zeit überzeugten mich mal wieder von der Kraft und Genialität des Reiki.

Regelmäßige Anwendung anderer Reiki-Behandlungsformen

Auch die regelmäßige Anwendung einiger anderer Reiki-Behandlungsformen (z. B. intuitives Reiki, Reiki-Reflexzonenbehandlung) wird – mit entsprechend guter Ernährung und Lebensweise – wahrscheinlich zu einem gleich guten Ergebnis führen.

Beispiel

Angelika hat z. B. folgende Erfahrung sammeln können: „Je mehr ich mich selbst mit Hilfe von Reiki öff-nete, desto heiler, sprich gesünder wurde mein Körper. Jahrelang hatte ich starke Schmerzen, deren Ursache niemand fand, besonders Rücken, Becken und Beine. Heute, 3 ½ Jahre später, bin ich schmerzfrei und habe gelernt, die Sprache meines Körpers zu verstehen und ihm in schwierigen Lebensphasen mit

Lebensenergie (Reiki) die Kraft zur Verfügung zu stellen, die er benötigt, um zu lernen."
Alles, was akut oder eng umgrenzt auftritt, kann sehr gut dort behandelt werden, wo es sich zeigt. So schrieb mir der 12jährige Christoph: „Ich hatte abends mal starke Bauchschmerzen, da legte ich beide Hände auf den Bauch, der Schmerz ließ nach etwa 7 Minuten nach."

Kleine Beschwerden: Reiki hilft

Zahnschmerzen, Beulen, Kopfschmerzen, Sportverletzungen, kleinere Wunden und Blutungen, alle die vielen kleineren Wehwehchen lassen sich erfolgreich mit Reiki behandeln.

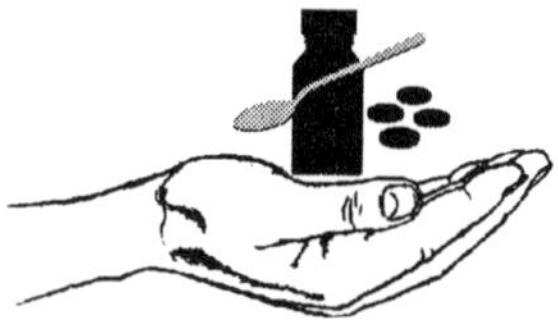

Mit Reiki Medikamente sparen

Beispiele

Jutta K. aus Essen berichtete mir: „Ich hatte mich mit einer Spiegelscherbe ziemlich tief ins Bein geschnitten, mit Reiki konnte ich die Blutung innerhalb weniger Sekunden zum Stillstand bringen." Und: „Tobias, unser „Kamikaze", hatte sich beim Rodeln ein Bein ziemlich stark verrenkt. Mit Reiki konnte ich ihn beruhigen und den Schmerz lindern."
Die Heilung wird beschleunigt, und die mit dem Symptom aufgetretenen Probleme lassen sich leichter bewältigen. Es macht einem einfach nicht mehr soviel aus, wenn man zum Beispiel in der Bewegungsfreiheit ein wenig eingeschränkt ist oder wenn Freunde und Nachbarn über die Beule auf der Stirn dumme Witze reißen.
Eine Freundin stellte fest: „Es ist sehr beruhigend, ein wirksames Mittel zur Selbstheilung zur Verfügung zu haben. Ich benutze es spontan, zum Beispiel bei meinen blauen Flecken (derer ich zahlreiche habe). Sie verheilen meist schneller und ohne die sonst üblichen dunkleren Flecken."
Reiki ist natürlich nicht in der Lage, den Besuch zum

Mediziner und erste Hilfemaßnahmen zu ersetzen, doch unterstützend kann Reiki allemal sein Potential entfalten. Verletzungen, Brüche und Krankheiten fast aller Art können dank Reiki nach fachgerechter medizinischer Versorgung viel schneller und komplikationsärmer heilen.

Erstverschlimmerung als Heilreaktion

Die Naturheilweise bringt zumeist Erstverschlimmerungen hervor. Diese *Heilreaktionen* sind Regulationsreaktionen, die der Körper nutzt, um eine Krankheit endgültig abgeben zu können. Dies ist nichts, was einen „umhauen" könnte, eher sind Erstverschlimme-rungen ein Zeichen dafür, daß die ausgewählte Therapie anschlägt. Sie lassen hoffen.
Reiki kann auch hierbei helfen, daß diese Reaktionen sanft ablaufen, indem zum Beispiel das innere Kind mit mehr Reiki versorgt wird oder die Symptome wie zuvor auch behandelt werden.

Krankheit als Chance der Persönlichkeitsentwicklung

Jede Krankheit bietet eine Chance, die eigene Persönlichkeit weiterzuentwickeln, und ermöglicht ein erfüllteres Leben, wenn die Chance genutzt wird. Eltern kennen dies: Nach jeder überstandenen Kinderkrankheit, die zugelassen wurde, haben die Kleinen einen großen Schritt in ihrer Entwicklung gemacht. Die verpaßten Entwicklungschancen durch die Unterdrückung der für den Menschen wichtigen Krankheit lassen sich jedoch nur mühevoll nachholen.

Nach der Symptomunterdrückung folgen neue Krankheitssymptome

Bei genauer Beobachtung folgen auf die Symptomunterdrückung nach einiger Zeit neue, andere Krankheitssymptome, die anscheinend nichts mit der unterdrückten Geschichte zu tun haben. Der Körper sucht halt andere, ihm erlaubte Wege, sich zu äußern und nach Heilung zu schreien.

Schulmedizin und Naturheilkunde

Ich will die Schulmedizin nicht verteufeln. Sie hat sehr gute Erfolge und Verdienste zu verzeichnen. Vielleicht wird sich irgendwann ergeben, daß Schulmedizin und Naturheilkunde wieder zu einer menschenwürdigeren Heilkunde vereint werden.
Reiki kann von Medizinern beider Seiten eingesetzt werden, besonders der 2. Grad bietet dafür effektive Kurzzeitanwendungen. Auch heute gibt es schon eine Reihe von Ärzten, die Reiki für sich und in ihrer Praxis nutzen, man muß allerdings danach fragen.

Reiki in der Gerontopsychiatrie

Christoph B., der in einer Gerontopsychiatrie (psychiatrische Behandlung alternder Menschen) arbeitet, berichtet: „Während eines hausinternen Seminars über Schmerztherapie erfuhr ich vom leitenden Chefarzt und Seminarleiter einer Essener Klinik, daß sie dort „als letztes Mittel“ Reiki mit Erfolg anwenden.“ Ihn hat dies bestärkt, seinen Patienten noch mehr Reiki anzubieten. Die größten Erfolge bei seiner sehr beschränkten Behandlungszeit verzeichnet er damit, daß sich seine Patienten viel besser und intensiver entspannen und so für weitere Therapien besser vorbereitet sind.

Körpertherapien und Reiki

Die veschiedensten Körpertherapeuten, die sich direkt am menschlichen Körper um Verspannungs- und Blockadenlösung bemühen, erfahren, daß sie mit Reiki noch effektiver sind, daß sich die Patienten besser auf sie und ihre Therapie einlassen und die Heilung so schneller möglich wird. „Wenn ich jemandem Kranio gebe, fließt automatisch Reiki, und das empfinden die Klienten als besonders wohltuend. Ich habe schon des öfteren gehört: Du hast tolle Hände.“

Egal, ob besagte Kraniotherapie, Shiatsu, Akupressur, Reichsche Körpertherapie, Bioenergetik, Primär-Integrations-Therapie, Fußreflexzonenmassagen oder andere Arten von Massagetechniken, Reiki macht dabei – auch wenn es nicht mit einer bestimmten Technik angewandt wird – ein schnelleres Einlassen und tiefergehendes Arbeiten möglich.

Reiki für den medizinischen Laien

Alles in allem sehe ich Reiki besonders für den medizinischen Laien als eine wundervolle Hausapotheke, die einem das gute Gefühl gibt, sie immer dabei zu haben.

So erkannte Mikao Usui, der Begründer des Reiki-Systems, wie gut es ist, die Reikikraft immer dabei zu haben: Er stieß sich beim Abstieg von einem heiligen Berg, auf dem er meditiert hatte, einen Zeh auf. Usui legte instinktiv die Hände um die Wunde und wunderte sich, wie gut und schnell Reiki die Blutung zum Stillstand brachte und den Schmerz linderte.

Reiki: der spirituelle Weg zum Glück

Suche nach dem eigenen Selbst

Ein spiritueller Weg ist in meinen Augen immer die Suche nach dem eigenen Selbst, der eigenen Persönlichkeit und Individualität, die Suche nach einem zufriedeneren, glücklichen Leben. Dabei steht die Entwicklung (= von der Verwicklung befreien) der Persönlichkeit im Vordergrund. Esoterische Praktiken wie Reiki oder Meditation sind dabei nur Mittel zum Zweck, die im Buddhismus als *Fahrzeuge* bezeichnet werden. Mit einem Fahrzeug läßt sich ein Weg natürlich leichter und schneller bewältigen als zu Fuß.

Reiki ist nur Mittel zum Zweck

Doch wo geht´s hin?

Das kann nur jeder für sich selbst herausbekommen. Natürlich gibt es auf dem Weg immer wieder Möglichkeiten, mehr über sich und seinen individuellen Weg zu entdecken, doch eines steht fest: „Nichts ist so beständig wie der Wandel“ (Heraklit).

Leben bedeutet Veränderung

Leben bedeutet Veränderung, das haben bereits Millionen von Jahren irdischer Entwicklung bewiesen. Die Energie muß fließen, erst dann kann Gesundheit und Glück entstehen, sagen die Fachleute der traditionellen chinesischen Medizin.

Und dennoch glauben wir, wir könnten an dem Alten, Eingefahrenen festhalten? Wir könnten uns auf Dauer wie ein störrischer Esel dagegen wehren, vom Leben mitgeschleift zu werden? Dieses Mitschleifenlassen bzw. Sträuben kostet eine Menge Kraft und Anstrengung, was dem Esel natürlich auf die Gelenke geht, die Muskeln verhärten läßt und ihn so körperlich nur noch unflexibler macht. Die ständige Anspannung überträgt sich auf den gesamten Organismus. Abgespanntheit, Kraftlosigkeit, Unglück und Krankheit sind natürliche Folgen davon, nicht nur beim Esel.

Eigene Erfahrung des Autors

Ich selbst hatte lange Zeit die Angewohnheit, sehr leise zu sprechen aus Angst, den anderen mit mehr Lautstärke auf die Nerven zu gehen. Doch genau das Gegenteil passierte: Die anderen waren genervt, weil sie mich nicht deutlich verstanden. Sie reagierten verärgert, was mich dazu bewegte, daß ich mich noch mehr zurückzog. Das war ein Teufelskreis, aus dem ich mit meiner Sturheit nicht herauskam und in dem es mir immer schlechter ging. Nicht nur, daß ich vor Gruppen keine Anerkennung fand, auch in meiner Ehe war dadurch der regelmäßige Krach vorprogrammiert. „Ihr hört schlecht", sagte ich, statt mir einzugestehen, daß ich etwas falsch machte. Und schließlich kam die berufliche Veränderung mit der Anforderung, vor vielen Menschen zu reden, Vorträge und Seminare zu gestalten und durchzuführen. Reiki half mir, mich selbst zu erkennen und meine Fehler zu akzeptieren, um mich schließlich zu ändern. Ich hätte mir viel Ärger ersparen können, wäre ich nicht ein so störrischer Esel gewesen. Sicher geht es Ihnen in vielen Punkten ganz ähnlich.

Wir müssen uns dem Fluß des Lebens anpassen

Wenn wir dieses „Naturgesetz" jedoch beachten wollen, heißt das, daß wir lernen müssen, uns ständig dem Fluß des Lebens anzupassen. Dafür müssen wir zuerst lernen zu lernen, denn lernen ist die Grundlage dafür, sich zu verändern. Wenn wir begriffen haben, daß dieser ständige Wandel, daß leben und lernen Spaß macht, dann sind wir unserem Glück ein ganz großes Stück näher gerückt.

Was ist Glück?

Glück bedeutet ja nicht, daß ich nun alles habe, was ich mir wünsche, mich zur Ruhe setze und nun rund um die Uhr voller Zufriedenheit bin. Dies bewirkt auf kurz oder lang eher das Gegenteil: Man wird immer unglücklicher, denn das Leben funktioniert so nicht. Grundlegend glücklich zu sein heißt, daß ich mich daran erfreue, mich, meine Talente, meine

Schwächen, meine Stärken und meine Umwelt immer weiter und sogar immer wieder aufs Neue von anderen Seiten kennen und lieben zu lernen.

- Wie kann Reiki nun helfen, grundlegend glücklich zu werden?
- Wie kann Reiki helfen, das Lernen zu lernen?
- Wie kann Reiki helfen, den Weg zu gehen, statt wie ein störrischer Esel vom Leben mitgeschleift zu werden?

Das Erlernen von Reiki ist zwar der 1. Schritt, aber noch kein automatischer Schritt zur spirituellen Entwicklung. Erst die intensive Auseinandersetzung, die Anwendung und das Umsetzen der neuen Möglichkeiten lassen das Gelernte zum Weg werden.

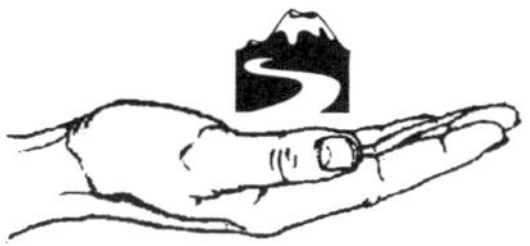

Reiki hilft, den Weg zu finden

Wie ist das, wenn man einen Weg geht?

Wie ist das, wenn man einen Weg geht? Sieht er immer gleich aus? Geht er immer geradeaus? Wie viele Verzweigungen hat er?
Wenn man noch als Esel am Wegesrand steht, so wird man diese Fragen kaum beantworten können. Doch Sie sind Ihren Weg ja bis hierher gegangen und stehen mal wieder an einer Gabelung oder Kreuzung, und Sie müssen sich entscheiden, in welche Richtung Sie weitergehen wollen. Diese Entscheidung übernimmt niemand anderes für Sie.

Sie müssen sich entscheiden

Wenn Sie sich nicht entscheiden können (oder besser gesagt: nicht wollen), entsteht ein Entscheidungsvakuum zwischen dem Leben und Ihrem Standpunkt. Der Esel steht, das Leben geht (weiter). Aber was ist ein Esel ohne Leben?
Das entstandene Vakuum (man kann es auch mit einem Gummiband vergleichen) wird – je nachdem, wie stark es ist und wie stark der Esel ist – ihn irgendwann mitziehen bzw. zu einer Entscheidung zwingen. Stellen Sie sich so ein glückliches Leben vor?

Man setzt seine Freiheit, seine Entscheidungsfreiheit aufs Spiel, und das Verlangen nach einem unabhängigeren Leben wächst zunehmend.

Freiheit hat man immer in einem bestimmten Rahmen

Die Schuld dafür wird in äußeren Umständen oder Mitmenschen gesucht. Freiheit hat man immer in einem bestimmten Rahmen. Der Rahmen hier ist das Leben, ist Lebendigkeit.

Reiki hilft

Womit wir wieder beim Reiki wären, denn Reiki heißt ja soviel wie „sei lebendig". Reiki wird schon allein deshalb ein gutes Stück Unterstützung dabei geben können, daß man seine Entscheidungen selbst fällen und die Verantwortung für das eigene Leben mehr und mehr selbst übernehmen lernt.
Natürlich gesetzt den Fall, Reiki wird auch angewandt.
„Glück ist nicht eine Station, bei der man ankommt, sondern eine Art zu reisen."(Margaret Lee Runbeck)

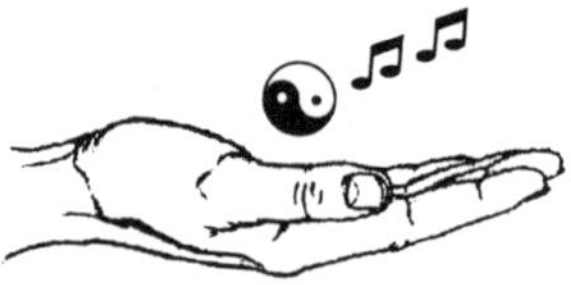

Reiki schafft Harmonie

Der Weg ist das Ziel

„Der Weg ist das Ziel." Es gilt also, eine andere Art des Schreitens auf dem Weg zu lernen. Zu lernen, anders mit den Herausforderungen des Alltags umzugehen. Hat sich jemand für einen spirituellen Weg entschieden, so ist er also nicht am Ende seiner Probleme angelangt und den Rest seines Lebens „glücklich und zufrieden" in dem Sinne, daß er keine Herausforderungen, keine Probleme mehr hat, sondern in dem Sinne, daß er anders damit umzugehen gelernt hat und noch lernt. Das heißt, er wird zum Meister seines Lebens.
Soviel zum Weg, aber was war noch mit spirituell?

Was ist spirituell?

Spirituell heißt für mich, daß jemand versucht, mit seinen Problemen und Mitmenschen so umzugehen, daß er auf seinem Weg seine Persönlichkeit entwikkelt und entfaltet. Das heißt, daß er immer liebevoller, bewußter und eigenverantwortlicher im Umgang mit sich und seiner Umwelt wird und so zum Wohl und Gelingen des Ganzen, in dem er seine (Lebens-) Aufgabe hat, beiträgt.

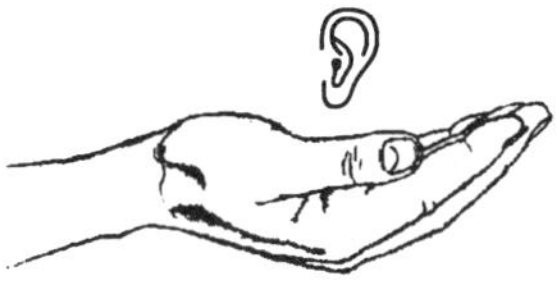

Reiki hilft zu verstehen

Die ganzheitliche Lebenseinstellung macht einen Menschen wirklich glücklich

Erst diese ganzheitliche Lebenseinstellung und deren Umsetzung macht einen Menschen wirklich glücklich. Im Reiki-System gibt es eine Reihe von Methoden, mit denen solche Lernschritte leichter möglich werden. Ich habe einen Teil davon in dem Kapitel „Reiki erfolgreich anwenden“ beschrieben, da sich die Behandlungsformen für Entspannung, Gesundheit und Glück sehr ähneln oder gar gleich sind.

Erfahrungen

„Die Einweihung in den 1. Reiki-Grad war wie das Öffnen einer Tür für mich. Ich bekam damit ein Werkzeug, mit dem ich wieder in näheren Kontakt kam mit dem, was ich aus meiner Kindheit kannte ... Im Gegensatz dazu wurde ich auch mit meinen Schatten, meinen Ängsten konfrontiert. Dank Reiki hatte ich einen Halt, einen Ausgleich. ... Mein Leben hat sich mit / durch Reiki nachhaltig verbessert, ist reicher, intensiver, klarer, glücklicher geworden. Ich finde immer mehr zu mir, meinen Talenten, meinem Wissen. ... Ich werde immer mutiger und selbstbewußter. Nach wie vor gibt es Krisen im Leben, aber ich habe gelernt, verantwortungsvoll(er) damit umzugehen. Meine depressiven „Abstürze“ haben sich verringert. Reiki ist für mich der Schlüssel zum Leben.“
So wie Angelika haben viele intensivste Erfahrungen mit Reiki machen und eine enge Beziehung zu der Lebensenergie aufbauen können.
Auch Anita und ich haben viele Krisen durchlebt, auch uns hat Reiki immer wieder die Kraft und Motivation gegeben, die nötigen Schritte – auch die zum gemeinsamen Glück in der Beziehung – zu machen. Eine wirk-

lich und dauerhaft glückliche Beziehung (z. B. Ehe / Familie) führen zu wollen, ist unter den vorherrschenden gesellschaftlichen Anforderungen und Erwartungen eine der größten Herausforderungen. Andererseits ist es eine wundervolle Aufgabe, diesen Weg gemeinsam auf spirituelle Weise zu gehen.

Spiritualität hat nichts mit Glauben zu tun

Spiritualität hat nichts mit einem bestimmten Glauben zu tun und ist an keine Kirche und auch an keine Weltanschauung gebunden, ebensowenig Reiki. Daß ein Reiki-Lehrer seine eigene Sichtweise der Welt vertritt und lebt, ist nur natürlich. Die mir bekannten Lehrer lassen selbstverständlich ihren Schülern die Freiheit, ihren eigenen Glauben zu finden, nicht nur das, sie unterstützen diese, ihren eigenen Weg zu finden.

Mikao Usui hat in seinem System zur natürlichen Heilung mit Reiki, dem *Usui-Reiki-Ryoho,* nicht nur die Methode zur Übertragung der Lebensenergie gelehrt. Ihm war es wichtig, daß seine Schüler auch „geistige" Nahrung bekamen. Usui übernahm von einem japanischen Kaiser, dem Meji-Kaiser, 5 Lebensregeln, die er zusammen mit Reiki und der oben beschriebenen Meditation als „die geheime Methode, das Glück einzuladen" bezeichnete:

5 Lebensregeln des Mikao Usui

- *Nur heute sei nicht ärgerlich.*
- *Nur heute sorge Dich nicht.*
- *Nur heute sei dankbar.*
- *Nur heute arbeite hart (an Deiner Entwicklung).*
- *Nur heute sei nett zu Deinen Mitmenschen.**

Diese 5 Regeln können zum Beispiel während der Reiki-Meditation im Geist wiederholt werden, um sich mit ihnen auseinanderzusetzten. Ärger und Sorgen, Undankbarkeit und die Bequemlichkeit, uns nicht zu verändern, machen uns – lange genug zugelassen – mürrisch und unerträglich. Nett zu unseren Mitmenschen sein, ist dann kaum mehr möglich.

Nur heute sei nicht ärgerlich

Auch das *intuitive Reiki* kann sehr gut mit einer Regel durchgeführt werden: *Nur heute sei nicht ärgerlich.* Okay, nur heute, kein Problem, ich kann meinen Ärger ja auch auf morgen verschieben – ach nein, morgen ist ja wieder heute. Aber gestern durfte ich

* Gefunden in Frank A. Petter, Das Erbe des Dr. Usui, Windpferd-Verlag.

es sein, aber gestern war ja auch heute. Hm. Also, heute soll ich mich nicht ärgern? Und warum? Wie bin ich eigentlich, wenn ich mich ärgere? ... Andererseits – nur heute – gut, dann nur heute, was morgen ist wird sich dann zeigen.

Ganz viele Assoziationen gehen einem durch den Kopf, wenn man sich während der Reiki-Behandlung oder -Meditation mit solch einem grundsätzlichen Thema befaßt. Auch kommen neue Ideen ins Bewußtsein, wie damit umgegangen werden kann. Welche, das sollte jeder für sich selbst herausbekommen, es sind ja seine eigenen und die für seinen individuellen Weg zum Glück passenden.

Neue Ideen im Bewußtsein

Die Lebensregeln sind ein recht umfassendes Instrument. Die (nur) 5 Saiten können in vielen Tönen erklingen. Zum Beispiel lassen sich ihnen 5 Organe zuordnen, oder das Zusammenspiel aller fünf kann betrachtet werden.

Leber und Ärger

Mit dem Ärger hängt in erster Linie die Leber zusammen, sie ist auch eine Quelle der (Über-) Lebenskraft. Zuviel Ärger wird diese Kraft schwächen, es wird zuviel Energie für falsch gelebte / unterdrückte Aggression verpulvert, man lebt nicht mehr aus der eigenen Kraft heraus.

Milz / Bauchspeicheldrüse und Sorgen

Sorgen werden mit Milz und Pankreas (Bauchspeicheldrüse) assoziiert. Sich zu sorgen heißt, es fehlt das nötige Vertrauen. Dankbarkeit gehört zu den Herzensqualitäten, sie ist ein Zeichen von Demut, Freude und Liebe.

Nieren und mitmenschliche Beziehungen

Beziehungen zu Mitmenschen lassen sich mit den Nieren in Verbindung bringen. Wie gehe ich mit meinen Mitmenschen um? Lasse ich mich auf sie ein, oder halte ich sie auf „Sicherheitsabstand“?

Lungen und Arbeit

Die Arbeit mit dem damit zusammenhängenden „Geben und Nehmen“ kann mit den Lungenfunktionen verglichen werden. Bin ich bereit, für das, was ich leiste, auch einen entsprechenden Gegenwert zu nehmen bzw. zu fordern? Harte Arbeit macht uns glücklich, wenn wir etwas geschafft haben, ist unser Leben erfüllt. Das Leben hat Sinn, es ist ein glückliches Leben.

- Ich kann für den Tag und die Aufgaben, die ich habe, dankbar sein.
- Ich bin keineswegs ärgerlich, sondern habe meine Kraft für die Arbeit eingesetzt und mich flexibel dem Fluß des Lebens, den Anforderungen an mich angepaßt, worüber sollte ich mir Sorgen machen?
- Mache ich mir Sorgen, kann ich nicht wirklich dankbar sein, bin ich nicht dankbar, werde ich nicht wirklich nett mit meinen Mitmenschen umgehen können, diese strahlen mich dann natürlich auch nicht freundlich an, ich werde aggressiv.
- Mit negativen Aggressionen kann ich nichts wirklich Wertvolles schaffen, kann mich in meine Arbeit, in meine Aufgaben nicht so einbringen, wie es sein sollte.

Widerstände gegen die Selbstbehandlung mit Reiki

Ein anderes Hindernis auf dem Weg zu „glücklich und gesund mit Reiki" besteht darin, daß Sie Widerstände dagegen entwickeln, sich selbst mit Reiki zu behandeln. Nicht, daß Sie sich vor Reiki ekeln, Sie haben vielleicht nur keine Lust, sich selbst zu behandeln, finden keine Zeit dafür, sitzen lieber vor dem Fernseher.

Doch wofür haben Sie dann das Geld und die Zeit in die Reiki-Ausbildung gesteckt? Das, was dagegen am besten hilft, ist natürlich wieder Reiki. So wurde die 6. Reiki-Lebensregel kreiert (allerdings nicht von Mikao Usui):

6. Reiki-Lebensregel

- *Nur heute lege Dir die Hände auf.*

Sie können sich selbst ein wenig überlisten, indem Sie sich einem Reiki-Austauschring, einem regelmäßigen Reiki-Treffen in Ihrer Nähe anschließen, oder Sie suchen sich jemand Gleichgesinnten, um mit ihm Reiki auszutauschen.

Nach dem Lustprinzip mit Reiki versorgen

Unterliegen Sie nicht diesen Widerständen, so können Sie sich natürlich nach dem Lustprinzip mit Reiki versorgen. Ich lasse meiner Lust, meinem Spieltrieb mit Reiki gerne freien Lauf, indem ich mir die Reiki-Technik, die ich anwenden werde, danach aussuche. Damit werde ich nicht nur meiner Lebensfreude gerecht, ich mache Reiki so für mich auch erfolgreicher, denn die Lust unterliegt dem Körperbewußtsein,

und dieses ist zugleich darin zu Hause, mit Lebensenergien zu arbeiten und diese zu erspüren.
Das Körperbewußtsein sucht die geeignetste Technik aus.

Das Körperbewußtsein sucht die geeignetste Technik aus

Sie müssen sich allerdings keinesfalls mit Reiki behandeln, es ist auch möglich, daß Ihr Körperbewußtsein viel mehr Lust auf körperliche Aktivität, wie Sport, Toben, Spaziergänge oder Sex hat, als auf Reiki und Ruhe. Mit der Zeit werden Sie für diese Bedürfnisse ein besseres Gespür entwickeln und auch leichter für diese Bedürfnisse sorgen können. Viel Glück.

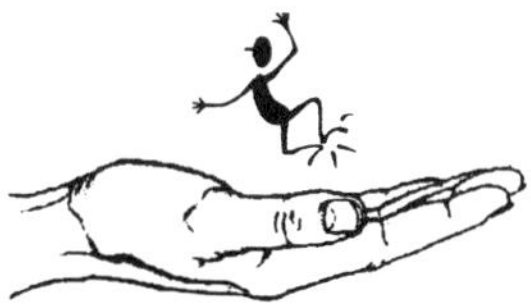

Reiki macht Laune

Reiki für Frauen, Männer und Beziehungen

Keine klare Definition für glückliche Beziehungen

Frau sein, Mann sein, glückliche Beziehungen miteinander führen, das sind Aufgaben, die in der Zeit der Emanzipation keine klaren Definitionen mehr haben. Frauen versuchen die besseren Männer zu sein, um als Individuum in einer Männerwelt akzeptiert zu werden. Männer glauben, weich sein zu müssen, um von Frauen angenommen zu werden, kastrieren sich so selbst in ihrer eigenen Männlichkeit.

Suche nach dem eigenen Ich

Keiner weiß mehr, wie und was er eigentlich sein sollte. Die Suche nach dem eigenen Ich, dem „Wer bin ich?“ ist vorprogrammiert. Spätestens der Bestseller *„Männer sind anders – Frauen auch“* macht in der Öffentlichkeit wieder klar, daß wir nicht gleich sind. Natürlich gleichberechtigt, aber mit anderen archetypischen Grundlagen.

Archetypisches Paar

Mann und Frau bilden ein *archetypisches Paar* von Gegenstücken, die zueinander gehören, um eine Einheit zu bilden. Wir tragen diese Anlagen alle in uns. Nur unsere Erziehung, falsche Gesellschaftsnormen, übertriebene Ängste und utopische Erwartungen halten uns davon ab, so zu leben, wie es zu uns paßt, uns so auszudrücken, wie wir sein sollten.

Erkennen verdrängter Gefühle

Reiki hilft, sich darüber hinwegzusetzen. Im Entspannungszustand erkennen wir verdrängte Gefühle, wir kommen mehr zu uns und wünschen, endlich so sein zu dürfen, wie es zu uns gehört.

Diese Trauer, es nicht zu sein, dieser Wunsch, glücklicher sein zu wollen, motiviert uns, weiter daran zu arbeiten. Ist man erst einmal so weit, so können mittels Reiki bestimmte Gedankenmuster, Ängste und Verhaltensweisen, die uns von dem, was wir sein wollen, abhalten, gelöst werden.

Intuitive Reiki-Behandlungen

Zum Beispiel regelmäßige, intuitive Reiki-Behandlungen, bei denen Sie mit Ihren Gedanken bei dem bleiben, was Sie gerade von Ihrem Glück als Mann/Frau abhält, oder die Mentaltechnik von Reiki 2 bringen Bewegung und Energie in diesen bis dahin brach liegenden Bereich, so daß Sie sich ändern können.

Sie werden autonom, was nicht Stärke und Überlegenheit meint, sondern die volle Übereinstimmung des Menschen mit seinen Gefühlen und Bedürfnissen.

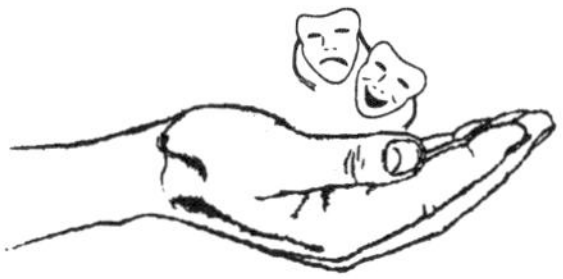

Reiki hilft, Masken abzulegen

Sie werden neue Dinge integrieren

Nachdem Sie sich von den überholten Dingen, die Sie nun nicht mehr brauchen, gelöst haben, werden Sie neue integrieren. Das dauert eine Weile, je nach Intensität der Auseinandersetzung damit und der Hartnäckigkeit der Widerstände und Ängste gegen die Veränderung.

Neue Lebenseinstellung ausstrahlen

Schließlich strahlen Sie Ihre neue Lebenseinstellung immer mehr aus und leben sie immer deutlicher. Sie werden glücklicher in Ihrer Haut als Frau oder als Mann, denn es gibt niemanden, der Ihnen dies verbieten kann außer Ihnen selbst.

Beispiele

„Mein Weg, als Frau mit Reiki zu leben, lehrt mich immer wieder Neues. Eine ganz wichtige Erfahrung für mich war gleich zu Anfang, zu spüren, daß ich in der tiefsten Tiefe meines Selbst geliebt bin. Dieses Gefühl schenkt mir ein unbegrenztes Vertrauen in das Leben. Es half mir, meine übermäßigen Eßbedürfnisse, die früher aus Frustration entstanden, zu verändern, indem ich mir in solchen Situationen Reiki gab und dadurch den Hintergrund erkannte. Immer wieder erlebte ich dadurch mehr innere Freiheit und Unabhängigkeit. Dadurch, daß ich meine Gefühle inzwischen sehr gut leben kann, ist auch eine Liebesbeziehung mit einem Mann viel leichter. Ich fühle mich weniger abhängig und kann in Konfliktsituationen besser mit mir und meinem Partner umgehen." (Lore Massar, Reiki-Lehrerin)

„Mit Hilfe von Reiki habe ich den Grundstein für eine männliche Identität gelegt, die herausführt aus männlicher Unsicherheit und nicht in infantilem Imponiergehabe stecken bleibt." (Hans Hinken, Reiki-Lehrer)

Eine glückliche Beziehung führen

Eine glückliche Beziehung miteinander zu führen, heißt genauso wenig, sich dem anderen zu opfern und sich selbst aufzugeben, wie stur und starr an dem festzuhalten, wie man vor der Beziehung war.

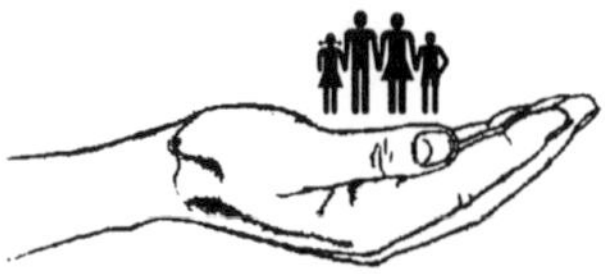

Reiki für Beziehungen

Ständiges Aneinander- und Miteinander-Wachsen

Eine Beziehung ist ein ständiges Aneinander- und Miteinander-Wachsen, ist, den Partner dafür zu lieben, wie er ist und wie er uns liebt, aber auch dafür, daß er uns zeigt, was wir an uns selbst nicht mögen. Der Partner in einer Beziehung ist der Spiegel, den uns das Leben vorhält. Nichts ist schwerer aber auch nichts ist erfüllender, als sich diesem Weg anzuvertrauen und ihn gemeinsam zu gehen.

Was ist Partnerschaft?

Partnerschaft heißt, aneinander zu wachsen und sich gerade deshalb zu lieben. Doch leider haben wir das nicht mehr so recht gelernt. Wird es mal schwieriger, so wird zwar manchmal nicht gleich die Flucht ergriffen, aber es wird auch nicht die Chance ergriffen. Das Problem wird zur Seite geschoben, das nächste auch, ... bis es sich plötzlich um einen riesigen Berg handelt, vor dem man steht und der einen in Angst und Schrecken versetzt. „Wir können das nicht mehr schaffen." Oder richtiger: „Ich fühle mich so verletzt und mißverstanden, mit Dir hat das keinen Sinn mehr." Die Trennung ist die Folge.

Manchmal ist eine Trennung sinnvoller

Manchmal ist wirklich nichts mehr zu machen, und eine Trennung ist sinnvoller, als die Energie zur Abtragung des überdimensionalen Müllhaufens aufzubringen. Unter den Teppich paßt er nicht mehr. Doch häufiger passen die beiden Partner der Beziehung so gut zueinander, daß nur der Schritt zum Fachmann nötig wäre, um den Berg in kleinere Häufchen zu zerlegen, die dann auch leichter beseitigt werden können.

Reiki kann gute Dienste leisten

Reiki kann dabei und natürlich auch schon vorher – in einer noch intakten Beziehung – gute Dienste leisten. Statt den Schritt zu tun und in Streitgesprächen sich noch mehr Böses vor die Füße zu werfen, wäre es doch viel besser, man könnte die alten Liebes- und Verliebtseinsgefühle wieder aufleben lassen, oder man könnte mehr Verständnis für den Partner entwickeln. In diesen positiven Gefühlszuständen lassen sich einfach besser Lösungen finden, und das Verständnis für den anderen ist viel größer.

Reiki 1

Die Methode im Reiki 1 ist relativ simpel. Denken Sie zum Beispiel einfach an ein wunderschönes Erlebnis mit Ihrem Partner, das Sie noch im Gedächtnis haben, und behandeln Sie sich zugleich mit dem intuitiven Reiki (siehe *Reiki erfolgreich anwenden*). Das Erlebnis und die mit der Erinnerung verbundenen Gefühle werden für Sie durch die Reiki-Behandlung wieder präsenter.

Je nach Grad der Diskrepanzen können mehrere Behandlungen mit durchaus mehreren positiven Erinnerungen bzw. Erlebnissen nötig sein.

Den Partner als Spiegel betrachten

Auch der wichtigste Ansatz, den Partner als Spiegel zu betrachten, wird durch die liebevolle Einstellung zu ihm erst wieder möglich. Statt der üblichen Projektion unserer negativen Gefühle auf den anderen, um ihn damit für unser Unglück verantwortlich machen zu können, bringt Reiki uns dazu, die Verantwortung für unser Leben wieder selbst zu übernehmen.

> Veränderungen werden im positiven, ausgeglichenen Zustand um ein Vielfaches einfacher als im negativen, energielosen.

Positiver Zustand ist nicht die Lösung des Problems

Es besteht lediglich die Gefahr, den erzeugten positiven Zustand mit der Lösung des Problems zu verwechseln. Dies käme einer Verdrängung gleich, die sich wiederum ansammelt und aufstaut. Doch Sie sind ja nun darüber aufgeklärt, machen Sie das Beste daraus.

Reiki bringt Ehrlichkeit in Beziehungen

Reiki bringt Ehrlichkeit in Beziehungen, auch ohne bewußt mit einer bestimmten Reiki-Technik daran zu arbeiten.

Reiki wirkt ganzheitlich

Reiki wirkt ganzheitlich, und genau deshalb werden unterdrückte Bedürfnisse und Gefühle wieder zum Vorschein gebracht. Sie können nur so geklärt werden, denn was ich nicht spüre, dafür fehlt mir auch die Motivation, es zu ändern. Ehrlichkeit bedeutet, ehrlich zu sich selbst zu sein, also für die eigenen Bedürfnisse zu sorgen.

Jeder der Partner ist mitschuldig

Geht in einer Beziehung etwas schief, so trägt *jeder* der beiden Partner seinen Teil dazu bei. Dieser Teil macht in der Beziehung zwar nur 50 % aus, aber für sich selbst, für das eigene Glück sind es 100 %! Viel zu oft wird vom Partner erwartet, daß er einen glücklich machen soll. Wieviel Prozent sind von den 100 dann noch übrig? Der Partner steht damit unter einem enormen Druck. Die Erwartungshaltung „Du mußt mich glücklich machen“, die in jeder subtilen Bewegung zum Ausdruck kommt, schreckt ab, und der Partner wird sich nicht mehr voll in die Beziehung einbringen können.

Wird dagegen deutlich und ehrlich gesagt und gezeigt, was man für sein Glück braucht, so kann der Partner darauf in einem für ihn passenden Maße eingehen.

Reiki hilft, die eigenen Bedürfnisse klarer zu erkennen

Reiki hilft, die eigenen Bedürfnisse klarer zu erkennen, es hilft auch, den Mut zu haben, diese zu äußern. Nach außen bringen muß man sie jedoch noch immer selbst. Und selbst wenn Sie dabei in den ersten Versuchen scheitern und sozusagen auf die Nase fallen: Stehen Sie wieder auf und probieren es noch einmal. Lernen Sie zu leben, lernen Sie sich selbst, Ihre eigenen Fähigkeiten kennen.

Sich selbst wieder erkennen

Wie werden mit Reiki die Bedürfnisse klarer? Ganz einfach: Jedes Problem, das Sie mit Reiki zu einer Lösung bringen, führt Sie wieder ein Stückchen mehr zu sich selbst. Mit jedem Teil, den Sie von sich selbst kennenlernen, entdecken Sie auch wieder ein Stück von Ihren Bedürfnissen.

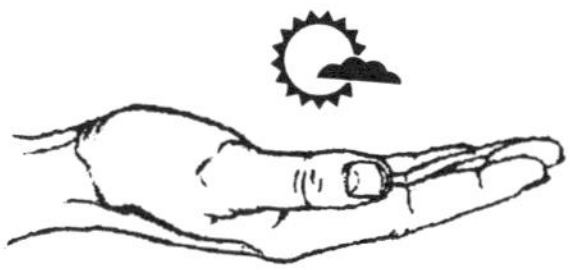

Reiki vertreibt Wolken

Reiki hilft bei schweren Übergangsphasen

Auch schwere Übergangsphasen, wie Pubertät, Schwangerschaft, Menopause, Midlifecrisis oder der Schritt in den wohlverdienten Ruhestand, können mit Reiki leichter und harmonischer gestaltet werden. Die Unzufriedenheit, „meckerig und zickig sein" und die vielen anderen Schwierigkeiten, mit denen man sich in solch komplizierten Zeiten das Leben nicht gerade leichter macht, sind Versuche, sich neu zu orientieren, mit sich selbst klarzukommen, und seine verwirrten Gefühle auszudrücken.

Reiki macht dabei einiges leichter, man fühlt sich gestärkt, wie von einer Welle getragen und kann die Möglichkeiten der Übergangsphase nutzen, statt sie von sich schieben zu müssen.

In jeder Beziehung, jeder Ehe, aber auch in größeren Verbänden wie der Familie oder einem Betrieb kommt es in unregelmäßigen Abständen zu einem Streit.

Konstruktives Streiten

Streiten ist gut, gesund, solange dies konstruktiv geschieht, d. h., solange man durch diesen Streit zu einem alle zufriedenstellenden Ergebnis kommt. Große Schritte werden durch einen Streit möglich.

„Nur wenige diskutieren, die meisten streiten nur," stellte Bronson Alcott einmal fest. Er meinte mit dem Diskutieren natürlich das, was ich als *konstruktiv Streiten* bezeichne.

Auch konkrete Wege, Reiki direkt in eine Konfliktsituation zu senden oder dem Wesen der Beziehung bzw. der Familie zukommen zu lassen, sind möglich, um konstruktives Streiten, zielgerichtetes Diskutieren und ganzheitliche, für alle passende Lösungen zu erreichen.

Gemeinsamkeiten einer Gruppe

Mit Reiki 2 bieten sich unglaubliche Chancen. Der Ansatz, mit dem Reiki in diesem Fall eingesetzt wird, ist folgender: Egal wo, egal wie viele und egal zu welchem Zweck, eine Gruppe von Menschen hat immer etwas Gemeinsames.

- Ein Unternehmen mit allen Mitarbeitern verfolgt ein Ziel – Gewinn, sie arbeiten alle mit bestimmten Produkten, und es verbindet sie ein gemeinschaftlicher Geist. „Ich bin ein Teil der Firma ..."
- Die Gruppe der Deutschen hat bestimmte Eigenschaften und Verhaltensweisen, die von anderen Nationen teilweise hoch geschätzt oder verachtet werden, mit denen sie sich jedoch von anderen Völkern unterscheiden. „Ich bin Deutscher."
- Ihre Familie bildete sich nicht nur aus der Blutsverwandtschaft heraus, auch bestimmte Verhaltensweisen und Normen in der Familie weisen jedes Mitglied recht eindeutig der Familie zu. „Ich bin ein Stahl".
- Auch der menschliche Organismus ist letztendlich ein Zusammenschluß von Einzelteilen, von einzelnen Zellen, die zusammen den Menschen bilden. Auch Bakterien, Pilze und Viren gehören in gewissem Umfang dazu.

Egal, ob es das gemeinsame Warten auf die U-Bahn ist oder ein auf ewig verschworener Geheimbund, alle Mitglieder einer Gruppe werden durch das Wesen, den Geist, die Seele dieser Gruppe miteinander verbunden.

Hohes Selbst

Dieses Höhere von etwas wird in der Fachsprache *hohes Selbst* genannt. Auf den einzelnen Menschen bezogen ist es der Teil, der für den Lebensplan, dafür, auf welche Art ich mit meinem Leben umgehe, verantwortlich ist. Nicht jedoch dafür, ob ich arm oder reich, traurig oder glücklich durchs Leben gehe,

diese Entscheidung liegt in einem anderen Bereich.
Neben dem hohen Selbst und dem schon beschriebenen inneren Kind gibt es natürlich noch den rationalen Verstand, das sogenannte *mittlere Selbst*, welches auch unsere Gewohnheiten beinhaltet.

Mittleres Selbst

Zurück zum hohen Selbst. Dieses Übergeordnete, Sinngebende kann mit einer Reiki-2-Technik, der Reiki-Fernbehandlung, erreicht werden. Reiki steht dann dafür zur Verfügung, daß eine Gruppe von Menschen – sagen wir mal eine Familie – ihren Lebensplan mit gemeinsamer Stärke besser verfolgen kann. Das Zusammengehörigkeitsgefühl wird gestärkt und auch das Verständnis für einander. Konstruktives Streiten wird wieder möglich, und die Dinge können auf einen gemeinsamen Nenner gebracht werden.

So hilft Reiki

Aber auch hier gilt mal wieder, die Erleichterung zu nutzen und die bestehenden Konflikte anzugehen. Reiki befreit also auch bei der ganzheitlichen Konfliktlösung nicht davon, miteinander zu reden bzw. aufeinander zuzugehen. Reiki macht es leichter, und ungewöhnliche Lösungswege werden möglich.

Ungewöhnliche Lösungswege werden durch Reiki möglich

> Reiki ist meiner Erfahrung nach die beste Selbsthilfemethode, um statt in einem dahinvegetierenden Nebeneinander zu leben, eine tiefgehend glückliche Beziehung zu führen.

Zusammengefaßt ist dies erreichbar dadurch, daß

Zusammenfassung

- jeder Partner der Beziehung glücklich sein will und dafür die Reiki-Kraft nutzen kann,
- er sich durch diese Entwicklung besser in die Beziehung einzubringen lernt und
- Reiki direkt für die Beziehung eingesetzt wird.

Leider höre ich oft, daß trotz Reiki Beziehungen auseinandergehen.
Wie gesagt bringt Reiki Ehrlichkeit in Beziehungen. Vielleicht stellte sich erst durch Reiki heraus, daß zwei Menschen wirklich nicht füreinander bestimmt waren, vielleicht wurde die gute Selbsthilfemethode erst zu spät eingesetzt? Vielleicht wurde von Reiki erhofft, daß doch noch ein „Wunder“ passiert, ohne etwas dazu tun zu müssen? Vielleicht, vielleicht, vielleicht, ...

Egal warum auch immer, sinnvoll ist es dann, die Sache richtig abzuschließen und sich (nach einer Zeit) einer neuen Beziehung zuzuwenden, in der dann versucht wird, es besser zu machen. Ich wünsche Ihnen eine glückliche Beziehung.

Reiki für Kinder

Erfahrungen der Tochter des Autors

Unsere Tochter Mana hatte im Alter von 5 Jahren den Wunsch, Reiki zu lernen. Sie ist jetzt 7 und legt sich – seit sie Reiki hat – oft die Hände auf, z. B. abends zum Einschlafen. Auch die natürliche Reaktion, sich die Hände auf eine schmerzende Stelle zu legen, verbindet sie jetzt direkt mit Reiki. Wir halten uns den Kopf, den Bauch, stützen mit den Händen die Nieren, halten den Fuß fest, wenn wir uns dort gestoßen haben, die Eltern pusten auf ein „Aua“ ihrer Kleinen, all diese natürlichen Reflexe werden mit Reiki noch wirkungsvoller.

Kinder leben im Spannungsfeld der Eltern

Kinder leben im Spannungsfeld der Eltern. Deshalb gilt bei jedem Problem des Kindes, auch danach zu schauen, wie es den Eltern geht und wie sie mit ihren Problemen umgehen.

Unerträgliche Kinder

Unerträgliche Kinder haben häufig mit dem unausgesprochenen Problem der unglücklichen Beziehung der Eltern oder anderen Anforderungen, die diese an sich stellen und nicht erfüllen können, zu kämpfen. Die Kinder leben und agieren diese Spannungen aus. Es bleibt Ihnen nichts anderes übrig, als so zu handeln. Sicher ist dies auch typabhängig.

Es gibt zum Glück lebendigere und ruhigere Menschen. Jeder Typ geht anders mit Problemen um und verarbeitet diese auf eine andere Weise. Ein sehr ruhiges Kind wird unter solchen Umständen vielleicht ganz lethargisch und ist kaum mehr ansprechbar. Auch Bettnässen, Ein- und Durchschlafprobleme zeigen häufig einen Zusammenhang zu den Eltern auf.

Reiki kann

- dem Kind helfen, sich anders abzugrenzen und die Spannungen auf eine bessere Weise zu verarbeiten und
- den Eltern die nötige Entspannung geben, um lokkerer mit dem Kind umzugehen und helfen, die nötige Energie zu haben, ihre Probleme zu lösen.

„Ein Problem zu lösen ist die beste Art, es loszuwerden." Brendan Francis

Kindergarten und Schule

In Kindergarten und Schule stehen Kinder vor vielen Herausforderungen. Nicht nur, daß sie viel Unterrichtsstoff lernen müssen und unter dem Druck stehen, gute Noten nach Hause zu bringen, sie sind zudem auch noch einer ständigen Verunsicherung durch Lehrer und ganz besonders durch andere Kinder ausgesetzt. Daß sie nach diesen anstrengenden Stunden völlig geschafft nach Hause kommen und ihren Frust erst mal am Mittagstisch ´rauslassen, dürfte unter diesen Gesichtspunkten verständlich sein. „Wir fühlen uns mit Reiki sicher", ließen Christian und Tobias mir von ihrer Mutter zukommen.

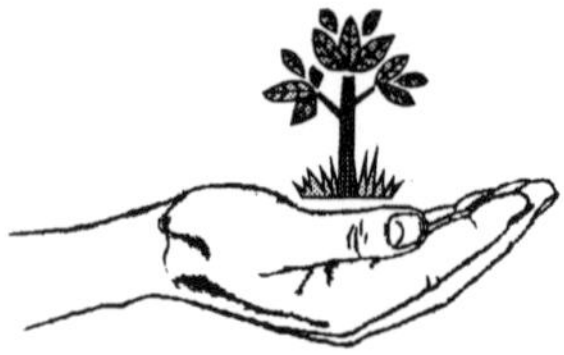

Reiki hilft zu wachsen

Reiki bei Schulkindern

Daß Reiki bei Schulkindern wahre Wunder vollbringen kann, bestätigt schon der Bericht von Elke, die mir schilderte, wie ein Junge plötzlich wieder gute Klassenarbeiten schrieb. Reiki hat schon vielen Kindern geholfen, den Sinn und den Spaß am Lernen wieder zu finden.

Reiki harmonisiert die im Körper vorhandenen Energien, es gleicht sie miteinander aus und hilft, sie in die richtigen Bahnen zu lenken.

So betrachtet ist es nur natürlich, wenn uns mit Hilfe von Reiki die Aufgaben des Alltags leichterfallen.

Keine Beschränkung für Kinder

Bei der Reiki-Anwendung gibt es keine Beschränkung für Kinder, die nicht für Erwachsene auch gelten würden. Nur eins ist bei Kinder auffälliger: Sie sind noch mehr am Lustprinzip orientiert, als wir „verbohrten" Erwachsenen, weshalb sie selbst häufig sehr schnell spüren, wenn sie genug Reiki bekommen haben. Sie werden dann unruhig und wollen lieber wieder andere Dinge machen. Lassen Sie das Kind ruhig gehen, es kommt dann auch gerne wieder, wenn es Reiki haben will. „Genug ist besser als zuviel." (Sprichwort). Schön, wenn wir wieder werden „wie die Kinder", dann können wir erneut spüren, was wir brauchen.

Sie sind noch mehr am Lustprinzip orientiert

Genug ist besser als zuviel

Reiki in Management und Berufsleben

Wer oder was ist ein Manager?

Management-Reiki ist eine tolle Sache. Doch bevor wir auf das Management eingehen, möchte ich mit Ihnen überlegen, wer ein Manager ist bzw. was ein Manager tut. Ist es nicht so, daß jeder von uns in einem gewissen Bereich ein Manager ist? Ob die Hausfrau, die ihren Haushalt und Einkauf und die Kindererziehung mit den ständig wechselnden Ansprüchen beherrschen muß, ob der Schüler, der seine Hobbys oder Freizeitaktivitäten mit der Schule unter einen Hut bringen muß, ob der Ehemann in seiner Freizeit mit seiner Familie gemeinsam schöne Stunden organisieren will oder der gestreßte Manager sein Unternehmen oder auch nur die Abteilung, in der er tätig ist, als Teilunternehmen mit seinen Fähigkeiten zum Erfolg führen will, alle nutzen gut oder weniger gut die Fähigkeiten und Möglichkeiten des Managements.

Streß des Alltags

Jeder, der Management betreibt, ist in einer gewissen Weise dem Streß des Alltags, des Unternehmens ausgesetzt. Oft fehlt die Entspannung und die Kraft, aus der eigenen Mitte heraus zu arbeiten. Entspannung ist angesagt.

Meist fehlt Zeit zur Entspannung

Doch meistens fehlt die Zeit und die Muße, sich entspannenden Dingen hinzugeben. Reiki bietet hier wieder eine gute Möglichkeit, sich in Kürze Entspannung zu verschaffen. Dafür gibt es viele Anwendungen.

Die Reiki-Ganzbehandlung mit Reiki 1 ist zu langwierig, um für das Management eine interessante Entspannungstechnik sein zu können. Doch gerade das intuitive Reiki und auch die Behandlung der Persönlichkeitsebenen mit Reiki sind Möglichkeiten, um effektiv, wirtschaftlich und schnell in entspanntere Zustände zu gelangen und sich andere Wege der Problemlösung zugänglich zu machen.

Intuitives Reiki und Behandlung der Persönlichkeitsebenen mit Reiki

Bei jedem Unternehmen ist der „Chef vom Ganzen" derjenige, welcher an der Spitze der Pyramide steht, oder anders betrachtet, welcher die Pyramide trägt. Zum einen hat er natürlich die Verantwortung für das Gelingen des Unternehmens, zum anderen aber, da er der Kopf des Unternehmens ist, spiegeln sich seine Probleme auch in seinem Unternehmen wider. Ich meine damit, daß die Probleme, die ein Manager in seinem Unternehmen erkennt, er bei sich wiederfinden kann und so auch einen prima Ansatz hat, sie zu lösen.

Probleme eines Chefs

Stockt zum Beispiel das Unternehmen in gewissen Bereichen, die mit einem besonderen Mitarbeiter in Verbindung stehen, und der Unternehmer hat mit diesem Mitarbeiter Kommunikationsprobleme – sie kommen auf keinen gemeinsamen Nenner –, so kann der Unternehmer dieses Problem lösen, indem er sich bei der Reiki-Behandlung innerlich mit seinem Mitarbeiter auseinandersetzt. Es können dabei durchaus Erinnerungen und Gefühle ins Bewußtsein treten, die mit der Person selbst rein gar nichts zu tun haben, sondern eher Altes zeigen, wie z. B. Ängste aus der Vergangenheit. Wenn diese Ängste nun angenommen werden, so ist es möglich, daß auch die Beziehung zu dem Mitarbeiter entspannter wird. Womit Fortschritt in dieser Abteilung wieder möglich wird.

Probleme mit einem Mitarbeiter

Für Geschäftsleute bzw. Geschäftsführer ist eine gute Intuition – also die Möglichkeit, Entscheidungen aus einem bestimmten inneren Wissen heraus zu treffen – ein ganz wichtiges Kriterium, um trotz der hohen Ansprüche und vielfältigen Aufgaben das Unternehmen zielgerichtet zum Erfolg führen zu können.

Wichtig ist eine gute Intuition des Chefs

Wie wir in einem späteren Kapitel noch genau sehen werden, läßt sich Reiki sehr gut für die Schulung der Intuition einsetzen. Dies geschieht quasi so ganz nebenbei, kann aber auch als Ziel Ihrer Reiki-Aktivitäten eingesetzt werden.

Nebeneffekte der Reiki-Behandlung

Mit Reiki kommt es bei regelmäßiger Anwendung zu vielen Nebeneffekten:

- Sie verfügen mit der Zeit über mehr Charisma, Ihre Ausstrahlung verstärkt sich, Ihre Vitalität erhöht sich, und Ihre Leistungsfähigkeit steigt;
- Sie können ihre Menschenkenntnis verbessern;
- Sie werden sich wundern, wie hoch Ihr kreatives Potential ist;
- Sie werden flexibler, hoffnungsvoller, bekommen mehr Lebensfreude;
- Ihr Gesamtzustand wird entspannter, Entscheidungen lassen sich leichter treffen;
- Sie gewinnen mehr Selbstvertrauen, bauen mehr Mut auf und können so eigene Ängste überwinden und die Verantwortung besser übernehmen;
- durch Reiki ist es leichter, zu lernen, häufig treten versteckte Talente ans Tageslicht, Freiräume werden geschaffen, wodurch Sie Veränderungen forcieren können.

Irgendwann ist vieles besser geworden

Natürlich geschieht dies nicht sofort, sondern braucht eine Weile Reiki-Praxis. Meist ist es so, daß man ungeduldig auf den Zustand wartet, den man sich wünscht und auf den man hinarbeitet, und irgendwann fällt einem auf, daß vieles viel besser geworden ist, Dinge, über die man sich zum Beispiel früher aufgeregt hat, ärgern einen gar nicht mehr, oder es wurde eine andere Möglichkeit gefunden, damit umzugehen. Das liegt daran, daß man seine eigenen Probleme selten richtig einschätzt, die Lösungen fallen dann oft etwas anders aus. Bleiben Sie wachsam, und erwarten Sie nicht zu genau dieses oder jenes Ergebnis.

Mit Reiki lassen sich Visionen stärken

Jeder Unternehmer hat eine Idee, eine Vision, von dem, was er erreichen will. Mit Reiki lassen sich Visionen stärken, indem die Ziele, Ideen und positiven Zukunftsbilder im Inneren durch die Lebensenergie Reiki bei der Behandlung bekräftigt und verstärkt werden.

Intuitives Reiki

Eine Methode dafür ist das intuitive Reiki. Sie stellen sich einfach ein Bild, eine Vision in ihren Gedanken vor und behandeln sich gleichzeitig mit dem intuitiven Reiki. Die Lebendigkeitsenergie Reiki wird Ihnen dazu verhelfen, mehr Kraft und kreative Lösungen, für das Erreichen Ihrer Ziele einsetzen zu können.

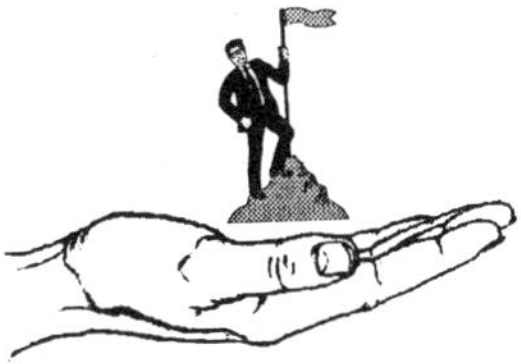

Reiki hilft, Gipfel zu erklimmen

Im Reiki 2 gibt es eine Reihe noch interessanterer und wirkungsvollerer Methoden, Ihren beruflichen Erfolg zu verbessern.

Bergkristall als unterstützendes Amulett

So ist es zum Beispiel möglich, daß Sie sich aus einem einfachen kleinen Bergkristall mit Hilfe von Reiki ein unterstützendes Amulett erstellen. Solch ein Amulett kann Ihnen dann mehr von dem verleihen, was Sie für eine bestimmte Situation brauchen, Ihnen aber bisher gefehlt hat. Dies kann zum Beispiel Selbstsicherheit in einem Verkaufsgespräch sein, Vertrauen, wenn Sie sich auf jemand anderes verlassen müssen, Lernbereitschaft, wenn Sie mal eine fremde Sprache lernen müssen, oder auch Selbstsicherheit wie in der folgenden Situation.

Hilfen

Beispiele

Ein befreundeter Rechtsanwalt hat damit gute Erfahrungen gemacht. Im Prinzip reicht schon ein Stein von Kirschkerngröße für ein Amulett aus. Herr E., der Rechtsanwalt, kam auf die Idee, seine schöne Steindruse (Gruppe von natürlich gewachsenen Edelsteinen), die er auf dem Schreibtisch stehen hatte, zu solch einem Amulett zu machen: „Wenige Tage nach der Reiki-2-Einweihung hatte mein mit „Selbstsicherheit“ versehener Kristall eine ungeheure Kraft entwickelt. Für einen Mandanten, der selbst Reiki-Erfahrung hatte, führte ich ein Telefonat mit einer Justizangestellten, die überhaupt nicht kooperativ war. Hierdurch hätte dem Mandanten ein ärgerlicher, finanzieller Schaden entstehen können. Auch meinen Bitten wollte sie überhaupt nicht entsprechen. Plötzlich – ich war näher zur Steindruse gerückt – spürte ich eine persönliche Veränderung und kündigte dieser Justizangestellten an, daß sie dann selbst für den Schaden aufkommen müsse, wenn sie jetzt nicht entgegenkäme. Sie war zwar aufs höchste verärgert („nicht in diesem Ton"), aber genau zu dem bereit, was ich für meinen Mandanten herbeizuführen beabsichtigte hatte."

Herr E. hatte schon zuvor mit Reiki daran gearbeitet, daß er eine neue, zu seiner Kanzlei passende Mitarbeiterin bekommt. Er hatte sich schon jemand ganz bestimmtes ausgesucht, doch es erschien unmöglich. Diese Mitarbeiterin hat sich schließlich, kurz nachdem Herr E. intensiv mit Management-Reiki an seiner damit verbundenen inneren Problematik gearbeitet hatte, doch für die Arbeit in seiner Kanzlei entschieden. Wir haben natürlich beide darüber gejubelt, denn es wurde niemand mit irgendwelchen „schwarzmagischen Kräften" beeinflußt. Herr E. hatte lediglich eigenverantwortlich an seinen eigenen Schwächen gearbeitet.

Wie innen, so außen

„Wie innen, so außen" ist ein esoterisches Naturgesetz, dessen Anwendung sehr gut dabei helfen kann, das eigene Leben zu gestalten. Selbstverständlich läßt sich damit auch der wirtschaftliche Erfolg eines Unternehmens unterstützen.

Ich gehe davon aus, daß jedes Unternehmen, solange es erfolgreich ist, seinen Platz, seinen Sinn in der Evolution des Gesamten hat.

Ein Unternehmen ist ein Ganzes

Management-Reiki zur Konfliktlösung

Auch ein Unternehmen ist ein Ganzes, das durchaus mit einem Wesen vergleichbar ist. Mit Management-Reiki ist es möglich, dem Wesen / Geist Ihres Unternehmens oder Ihrer Abteilung direkt Reiki zur Konfliktlösung zukommen zu lassen. Damit steht dem Unternehmen mehr Energie zur Verfügung, um innere und äußere Konflikte, Ansprüche und Probleme leichter und schneller zu lösen.

Erfahrungen des Autors

Ich selbst habe damit in eigenen Unternehmen, aber auch in Firmen, in denen ich angestellt war, gute Erfolge erzielt. Zum einen führt dies dazu, daß von außen scheinbar zufällig neue Ideen und Möglichkeiten, aber auch Kunden und andere Kontakte an das Unternehmen herangetragen werden. Zum anderen

ist es auf der Ebene der Mitarbeiter viel leichter möglich, konstruktive Gespräche zu führen.
Natürlich ist es auch im Management so, daß viele kleine Probleme sich mit der Zeit ansammeln, zu einem großen Berg werden und dadurch plötzlich wie aus dem Nichts zu Krisen führen.

Reiki bringt Probleme frühzeitig ans Licht

Reiki bringt diese Probleme schon frühzeitig ans Licht, oft bevor sie existentiell werden. Ein kontinuierlicheres Erfolgsmanagement wird möglich. Die Tiefen, die ein Unternehmen durchwandert, werden nicht mehr so angstbeladen betrachtet, sondern als positive Erfolgsbeschleuniger effektiv genutzt, die Höhen werden zwar immer noch gefeiert, doch auch hier wird jetzt schon darauf geachtet, daß das folgende Tal nicht so tief wird. Die Erfolgskurve kann kontinuierlich nach oben streben.

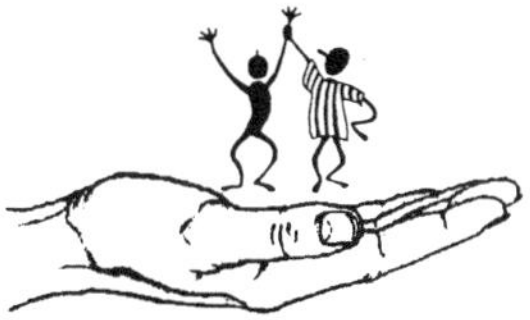

Mit Reiki gewinnen

Reiki hilft auch dem normalen Arbeiter

Nicht nur für den vielbeschäftigten Manager kann Reiki ein Sprungbrett zum Erfolg sein, es kann auch dem ganz normalen Arbeitnehmer dabei helfen, seine Arbeit gut und mit Erfüllung zu tun.

> Mit Reiki läßt sich leichter mit dem Chef, dem Vorgesetzten, dem mobbenden Arbeitskollegen, dem Kunden, aber auch mit der Familie und der Freizeit umgehen.

Beispiel

So berichtete Gabi mir, daß ihr Mann mit Kopfschmerzen von der Arbeit kam. Er hatte ein Problem mit einem Arbeitskollegen, das ihm im Kopf kreiste. Sie machte intuitives Reiki mit ihm, die Kopfschmerzen verschwanden, und er fand eine Lösung, wie er anders mit seinem Mitarbeiter umgehen konnte.

Der Ansatz ist fast immer der gleiche

Der Ansatz ist fast immer der gleiche: Meine Mitmenschen zeigen mir, was ich an mir ändern könnte, bzw. welche Eigenschaften mir fehlen. Das, worauf es hinausläuft, ist wie immer, daß Sie mehr und mehr herausbekommen, was ihre tatsächlichen Bedürfnisse sind, wo ihre wirklichen Talente liegen und daß Sie zu einer entspannteren Lebensweise kommen.

Beruf als Berufung

Es ist eine wunderschöne Sache, wenn man erkennt, daß der eigene Beruf eine Berufung ist. Ob Krankenschwestern oder Straßenfeger, ob Hubschrauberpilot oder Finanzangestellter, ob Gärtner oder Beamter, in jedem Beruf liegt ein Sinn im ganzen, eine Berufung. Diese Aufgabe zu entdecken und zu erfüllen, ist die Aufgabe des Berufstätigen.

Erfahrungen des Autors

Auch ich habe schon viele seltsame Jobs hinter mir, bei denen ich mir nicht im klaren darüber war, warum ich mich dort herumquälte. Mit Reiki lernte ich mich anders, engagierter und liebevoller für meine Tätigkeiten einzusetzen. Dies machte sich schnell durch entsprechende Beförderungen oder Angebote bezahlt. Den dadurch auftretenden neuen Situationen und An-forderungen kann ich mit Reiki energievoller und engagierter begegnen, was für meine Karriere ein wei-terer Erfolgshebel ist.

Aufgaben der Arbeitnehmer

Sich selbst einbringen, eigene Ideen vorschlagen und mit innerer Kraft vorantreiben, ohne sich dabei von Ängsten treiben zu lassen, sondern darin den Sinn und die Freude erkennen, um so seinen Teil dazu beizutragen, daß das Unternehmen lernen und wachsen kann, das ist die Aufgabe jedes Arbeitnehmers.

> Reiki wird Ihnen dabei helfen, die nötigen Schritte zu tun, diese Aufgabe zu erfüllen.

Reiki hilft bei Arbeitslosigkeit

Ein erfolgreiches Berufsleben ist ein sehr wichtiges Kriterium für ein glückliches Leben. Reiki weist so darauf hin, wie auf ganzheitliche Weise Wege aus der Arbeitslosigkeit gefunden werden können. Finden immer mehr Menschen ihre Berufung und Einzigartigkeit, so wird die Arbeitslosigkeit ein immer geringeres Problem. Jeder findet Arbeit, wenn er seine Aufgaben erfüllen will, und sie macht glücklich, wenn er dies tut.

Pflanzen, Tiere, Edelsteine

Pflanzen haben ein Seelenleben

Daß Pflanzen ein Seelenleben haben und sogar darauf reagieren und besser wachsen und gedeihen, wenn man mit ihnen spricht und ihnen Zuwendung zukommen läßt, ist nun schon längere Jahre auch wissenschaftlich bewiesen. Die Hände werden bei Topfpflanzen einfach um den Topf gelegt, Setzlinge versorgt man am besten, indem man den Wurzelballen kurz vor dem Pflanzen in den Händen hält.

Jutta war ganz erstaunt, als sie das erste Ergebnis ihrer gärtnerischen Reiki-Versuche sah: „Es war ganz verblüffend, als ich Weizenkörner gesät hatte, um eine kleine Wiese im Blumenkasten heranzuziehen. An der Seite, an der ich mehrfach Reiki eingesetzt hatte, wuchsen die Pflanzen schneller."

Austausch mit der Baumenergie

Bäume kann man regelrecht umarmen und sich so mit ihnen Energien austauschen. Bäume sind gute Kraftspender, nicht nur die gute Luft im Wald hilft uns zu entspannen und uns zu erholen, die Ausstrahlung der Bäume tut das ihre dazu.

Auch Tiere sprechen gut auf Reiki an

Auch Tiere sprechen gut auf Reiki an. Eine kleine Meise flog einmal vor unsere Fensterscheibe. Sie war so schockiert, daß wir sie in die Hände nehmen konnten. Nachdem sie ein paar Minuten Reiki genommen hatte, flog sie fröhlich und gar nicht ängstlich wieder davon.

Behandlung der Haustiere mit Reiki

Alle Haustiere können mit Reiki bei Krankheit oder zur Gesundheitsvorsorge behandelt werden. Unsere Katze liegt regelmäßig (auch jetzt beim Schreiben) bei uns auf dem Schoß, um ihre Reiki-Ration zu fordern. Unserer Freundin Elke ist es einmal passiert, daß bei einem Spaziergang ein völlig fremder Hund seinen Kopf in ihre Hand drängte. Sie ließ ihn gewähren, ohne zu verstehen, was das sollte. Nach etwa 2 Minuten zottelte das Tier wieder ab. Erst im nachhinein wurde ihr klar, was der Hund wollte. Tiere haben ähnlich wie Kinder einen natürlichen Instinkt dafür, wieviel und wann sie Reiki brauchen. Als Erwachsener müssen wir diese natürliche Haltung erst wieder ausgraben.

Natürlicher Instinkt der Tiere

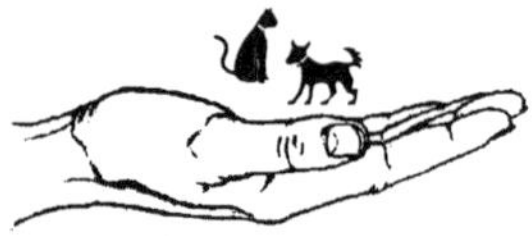

Reiki für Tiere

Universelle Lebensenergie kann selbstverständlich für alles genutzt werden, was in irgendeiner Form lebt. In New-Age-Kreisen werden Edelsteine auch als lebende Wesen betrachtet, auf jeden Fall lassen sie sich sehr gut mit Reiki anreichern. Sie strahlen dann ihre eigene Energie klarer und reiner aus.

Edelsteine und Reiki

Edelsteine finden bei Heilpraktikern und in der esoterischen Tradition Anwendung als therapeutisches Mittel. Doch auch ohne großes Fachwissen kann der Laie sich mit diesen „freundlichen Helfern" das Leben leichter machen.

Ein Stein, ausgewählt danach, ob er Ihnen zur Zeit gut gefällt, Ihnen sympathisch ist, wird mit Reiki aufgeladen und kann so zu einem kraftspendenden Begleiter in der Hosentasche werden. Er kann dann immer wieder in die Hand genommen werden, um seine gute Energie zu nutzen.

Kraftspendender Begleiter in der Hosentasche

Bei dieser Hosentaschenmethode sollten die Steine zumindest täglich ein paar Minuten vor und nach jeder Anwendung unter fließendem Wasser die aufgenommene negative Energie abgeben können und danach kurz in den Händen mit Reiki versorgt werden.

Wie kann ich Reiki kennenlernen?

Bevor Sie sich dafür entscheiden, ein Reiki-Seminar zu besuchen, ist es sicher erst einmal sinnvoll, Reiki kennengelernt zu haben. Kennen Sie noch niemanden, der mit Reiki arbeitet, so fragen Sie im nächsten esoterischen Buchladen, Bioladen oder bei einem Heilpraktiker nach. Das Internet bietet über die sogenannten Suchmaschinen viele Adressen. Es ist schwer, die Spreu vom Weizen zu trennen, gerade für den Laien. Gerne helfe ich Ihnen mit meinen Kontakten und natürlich eigenen Angeboten weiter. Meine eigene Adresse finden Sie im Anhang.

Internet bietet Adressen

Der Autor hilft

Reiki ist, wie weiter oben schon geschildert, in der esoterischen Szene weit verbreitet. Diese ist belebt von der Mystik fremder, untergegangener und sogar unbekannter Kulturen, der Theatralik kleiner Kinder und großer Schauspieler und der Idee, daß „wir uns alle lieben" und einander nur „Licht und Liebe" wünschen. Das Besondere wird benötigt, um etwas Besonderes zu sein, um besonders aufzufallen, um besonders geliebt zu werden, aber auch, um die persönliche Einzigartigkeit auszudrücken.

Esoterik

Dies nur als kleine Warnung für den Neuling, bitte, lassen Sie sich davon nicht abschrecken; ich halte die esoterische Szene, die auch als New Age bekannt ist, für sehr wichtig. Zum Beispiel hat sie einen großen Teil dazu beigetragen, daß die Naturheilkunde sich wieder etablieren konnte, und hat diese um einige sehr wirkungsvolle Heilmethoden bereichert. Ich sehe,

Esoterik half der Naturheilkunde

daß nun auch Reiki den Sprung aus dieser „Randgruppe" macht, also sehr viel mehr Menschen sich für Reiki interessieren und damit arbeiten, auch ohne esoterisches Drumherum.

Weg des Autors

Mein Weg war ein anderer: Ich habe 1992 in unserer esoterischen Fachbuchhandlung von Reiki gehört. Daraufhin ging ich in die Stadtbücherei, lieh mir das „Reiki-Handbuch" aus und las. Mein Herz blühte auf für das dort Geschriebene. Meine Frau Anita hatte zu dieser Zeit gerade einen wirklich miesen Tag mit schlechter Laune und einem allgemeinen, aber starken Unwohlsein. Ich wollte natürlich meine neuesten Erkenntnisse aus dem Buch mal ausprobieren, und so legte ich ihr meine Hände auf, um zu sehen, ob das nicht auch ohne das Seminar und die Einweihungen geht. Es ging. Anita fühlte sich danach sehr gut. Doch mir ging es schlecht. Ich hatte Kopfschmerzen und war für den Rest des Tages nicht mehr zu gebrauchen.

Heute weiß ich, was passiert ist: Ich hatte ihr meine eigene Lebensenergie zur Verfügung gestellt, sie ihr gegeben. Klar, daß ich hinterher fertig war, denn ich selbst war die Quelle der Energie. Mit Reiki passiert das nicht, im Gegenteil, man bekommt – sobald man jemandem die Hände auflegt – immer selbst etwas von dem guten Energiefluß ab. Reiki fließt ja durch den Gebenden hindurch, die Quelle liegt nicht in dem, der es gibt, er ist „nur" der Kanal für Reiki.

Reiki fließt durch den Gebenden hindurch

Sie können natürlich auch spontan aus dem Herzen heraus die Entscheidung für ein Reiki-Seminar treffen. Es spricht im Grunde nichts dagegen. Die Schwierigkeit, die zu überwinden ist, sehe ich darin, einen gut ausgebildeten Reiki-Lehrer zu finden. Doch zum Glück gibt es ein paar Kriterien, nach denen man sich sehr gut richten kann.

Wichtig ist ein gut ausgebildeter Reiki-Lehrer

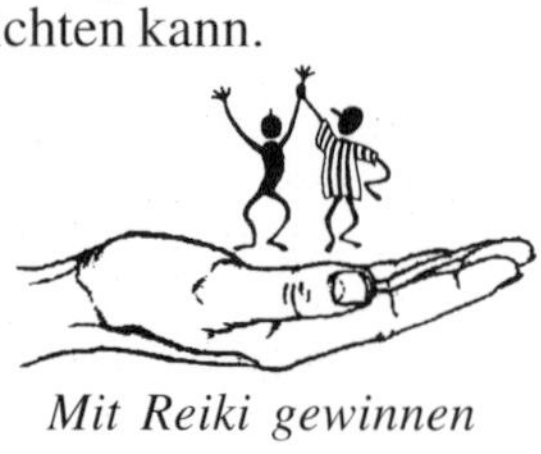

Mit Reiki gewinnen

Ausbildungsstammbaum der Reiki-Lehrer

Zertifikat mit Ausbildungsinhalten

Ausbildungsstammbaum bis Mikao Usui

Zunächst ist es wichtig, daß der Reiki-Lehrer ein Zertifikat mit Ausbildungsinhalten von seinem Ausbilder vorlegen kann und daß sich eine lückenlose Ausbildungslinie, eine Art Ausbildungsstammbaum, von ihm selbst bis zu Mikao Usui, dem Begründer des Reiki, zurückverfolgen läßt.
Meine Linie sieht zum Beispiel folgendermaßen aus: Dieter Stahl hat gelernt bei (Detlef Reichwein und) Walter Lübeck, dieser bei Brigitte Müller (eine der ersten deutschen Reiki-Lehrerinnen), diese wiederum bei Phyllis Lei Furumoto, welche Reiki von ihrer Großmutter Hawayo Takata lernte, die Reiki von Japan in den Westen brachte. Frau Takate lernte bei Dr. Chijiro Hayashi, welcher ein Schüler des Mikao Usui war.
Finger weg von Leuten, die ein Problem (damit) haben, ihre Linie aufzuzeigen!

Einweihungsrituale

Wie viele Einweihungen werden gegeben?

Reiki-Einweihung

Weiter ist natürlich wichtig, wie und was im Seminar gelehrt wird. Mit *wie* meine ich, wie viele Reiki-Einweihungen und in welchen Abständen diese gegeben werden.
Die Reiki-Einweihung ist ein Ritual, das der Reiki-Lehrer mit seinem Schüler durchführt, um die Reiki-Energie für ihn dauerhaft zugänglich zu machen. Während dieser Einweihung verschmilzt der „Kern" des Schülers für einen kurzen Moment mit der Quelle des Reiki. Dies kann nur ein in einer wie oben beschriebenen Linie autorisierter Lehrer fachgerecht bewerkstelligen.
Es gibt viele andere esoterische Traditionen, die mit

Einweihungsritualen dem Einzuweihenden eine bestimmte Kraft zugänglich machen. Immer ist es so, daß diese Kraft dann zur leichteren Lebensgestaltung auch genutzt werden sollte. Die Einweihung allein ist lediglich ein starker Energieschub, aber noch längst kein anderes Leben.

4 Einweihungen im Reiki 1

Im Reiki 1 sind für den dauerhaften und harmonischen Zugang zur Reiki-Kraft insgesamt 4 solcher Einweihungen nötig. Von Einweihung zu Einweihung sollte nicht weniger als etwa 3 Stunden und nicht mehr als 24 Stunden Abstand liegen damit die jeweils vorangegangene Einweihung noch Bestand hat. Erst die letzte, also die 4. Einweihung versiegelt und verankert die Verbindung vollständig und dauerhaft.

Dauer eines Seminars

Ein Reiki-1-Seminar kann sich also von etwa 12 Stunden (1 Tag) bis über 4 Tage erstrecken, dies liegt ganz im Ermessen des Lehrers. Üblich sind Seminarzeiten von 2–2½ Tagen, um auch die theoretischen und praktischen Lehrinhalte ordentlich vermitteln zu können.

Ausbildungsinhalt

Ein Reiki-1-Seminar sollte zumindest folgende Punkte beinhalten (nach Lübeck, Reiki – der Weg des Herzens):

Inhalte eines Seminars

- Mindestens 12 Unterrichtsstunden, Pausen nicht eingerechnet, sind nötig, um die Einweihungen in gut verträglichen Abständen durchführen und den Unterrichtsstoff vermitteln zu können.
- 4 Einweihungen im oben beschriebenen Abstand sind unbedingt notwendig. Bietet Ihnen ein Reiki-Lehrer ein Seminar mit weniger Einweihungen an, so handelt es sich bestimmt nicht um das von Mikao Usui entwickelte traditionelle System, sondern nur um ein System, das sich auf das Zugpferd des originalen Reiki aufgesetzt hat. Scharlatane treten bei guten Dingen leider überall auf.
- Religion und Glaubensrichtungen dürfen nicht vor-

geschrieben werden. (Verständlicherweise wird Reiki auch von religiösen Gemeinschaften genutzt und angeboten, doch auch Meditation wird von einer Vielzahl dieser Gruppen und Sekten betrieben. Ein freies Seminar sollte von diesen Einflüssen frei sein.)

- Die Erfahrungen und Lebensregeln des Mikao Usui sollten vermittelt werden. So ist auf dem Gedenkstein Usuis zu lesen: „Der Hauptzweck von Reiki ist nicht nur das Heilen von Krankheiten, sondern die Verstärkung vorhandener natürlicher Talente, das Gleichgewicht des Geistes, die Gesundheit des Körpers und damit das Erlangen von Glück. Um anderen dies nahebringen zu können, sollte man den fünf Prinzipien des Meiji-Kaisers folgen und sie tief im Herzen verinnerlichen." (Frank A. Petter, Das Reiki Feuer)
- Einige Reiki-Techniken gehören ebenfalls zum Mindeststandard, so z. B. eine Form der Ganzbehandlung, mit der auf eine effektive Weise alle lebenswichtigen Organe des Körpers sowie die 7 Persönlichkeitsebenen (Chakren) mit Reiki versorgt werden können.
- Natürlich gehört auch Zeit zum Üben und eine fachkundige Anleitung und Überprüfung mit Korrektur dazu.
- Die bereits oben beschriebenen Grundgesetze der Reiki-Wirkweise und der Naturheilkunde sollten noch einmal ausführlich und anhand erfahrener Beispiele erläutert werden. Es ist gerade für den Bereich des Reiki als Naturheilweise wichtig, über die entsprechenden Passagen im Heilpraktikergesetz aufgeklärt zu werden. Ein Laie sollte seine Grenzen dort genau kennen, nicht nur aus rechtlichen, sondern auch aus ethischen Gründen. Fehler würde ich mir, falls ich mir ohne die fachliche Kompetenz eine detaillierte Diagnose zutrauen würde, wahrscheinlich niemals verzeihen können.
- Also muß auch das Thema Verantwortung hinreichend abgedeckt sein und diskutiert werden. Wann ist der Fachmann dran? Niemand darf Heilverspre-

chen geben! Keiner sollte ohne sein Einverständnis mit Reiki behandelt werden. Mit dem Thema *Verantwortung und Reiki* ist schon einiger Unfug getrieben worden. Zwei Erlebnisse, die mir berichtet wurden, sind mir dazu noch besonders in Erinnerung:

Verantwortung und Reiki

Beispiele

Der 1. Kontakt, den Lothar, einer meiner Lehrer für Baubiologie, mit Reiki hatte, war für ihn sehr abschreckend. Er hatte sich unheimlich schmerzhaft einen Fuß gestoßen, die Reaktion, die seine Begleitung zeigte, war die, daß sie sofort auf seinen Fuß stürzte und ihm Reiki aufzwingen wollte. Doch gibt es genug Menschen, die ihren Schmerz zunächst einmal mit sich, mit Bewegung, mit Herumbrüllen oder ähnlichem verarbeiten. Lothar fühlte sich in seinem Schmerz regelrecht überfallen, wies seine Begleitung scharf zurück und wollte danach lange nichts mehr mit Reiki zu tun haben.

Eine ganz ähnliche Aussage habe ich während einer Feng-Shui-Beratung von einer Klientin gehört: „Ich habe ja selbst die Einweihungen, die Energie ist ja völlig in Ordnung, aber wo und für was einem überall Reiki aufgedrängt wird. Kaum klage ich mal über zum Beispiel Rückenschmerzen, schon habe ich Hände auf meinem Körper liegen."

Es ist schön, anderen helfen zu können, aber mein Helfersyndrom mittels Reiki an anderen auszutoben? Solch eine Lebenseinstellung ist nicht nur für den anstrengend, der sich dagegen wehren muß, sie macht auch Sie selbst von anderen abhängig, die eigene Freiheit wird aufgegeben.

Reiki sollten Sie zunächst für sich selbst nutzen

Reiki kann doch besser zur Heilung des „Ich muß anderen unbedingt helfen, damit ich anerkannt und geliebt werde" eingesetzt werden. Reiki sollten Sie zunächst für sich selbst nutzen, erst dann für Ihren Nächsten. „Liebe Deinen Nächsten wie Dich selbst." Erst sich selbst zu lieben und anzunehmen, ermöglicht es, sich auch anderen gegenüber bis zur Liebe zu öffnen, auch denen, die wir zunächst ablehnen.

Reiki muß angenommen werden

Da Reiki von demjenigen, der es bekommt, angenommen werden muß, ist schon klar, daß solch ein

Reiki-Überfall die Ablehnung einer Behandlung und der segensreichen Energie nur forcieren wird. Es spricht jedoch überhaupt nichts dagegen, Reiki auf freundliche und rücksichtsvolle Weise anzubieten: „Ich habe eine tolle asiatische Entspannungsmethode gelernt, sie heißt Reiki, darf ich Dir mal die Hände auf Deine verspannten Schultern auflegen?“

Reiki freundlich anbieten

Schriftliches Material

Schriftliches Begleitmaterial zu den besprochenen und gelehrten Themen halte ich für sehr wichtig. Es gab eine Zeit lang in Europa den Trend, daß alles, was mit Reiki zu tun hatte, geheim sei und nirgendwo schriftlich festgehalten werden dürfe.

Sehr wichtig

Klar, es gibt Dinge wie die Einweihungsrituale, mit denen ein Laie nicht viel anfangen kann, sie würden ihn nur verwirren. Was der Laie oder irgendwelche Scharlatane mit dem eigentlich nutzlosen Wissen dann anfangen können? Wer weiß.

Doch wie Reiki anzuwenden ist und einiges mehr, kann und muß zum persönlichen Gebrauch des Reiki-Praktizierenden, also vom Meister seinen Schülern zur Verfügung gestellt werden. Wer kann sich schon den Seminarinhalt von 2½ Tagen mal eben so merken?

Der Lehrer muß seinen Schülern die Seminarinhalte zur Verfügung stellen

Lehrer, die noch immer ohne Seminarunterlagen oder sogar mit einem Mitschreibverbot lehren, hängen an einer falschen Tradition. Selbst Mikao Usui, der 1. Reiki-Lehrer, hat seinen Schülern schriftliches Begleit- und Lehrmaterial übergeben.

Welche Kosten kommen auf mich zu?

Wie schon ganz zu Beginn besprochen, weichen die Ausbildungsqualitäten drastisch voneinander ab, was sich natürlich auch im Preis niederschlägt. Qualität hat seinen Preis.

Als Reiki noch recht jung im Westen war, gab es Einheitspreise, ein Reiki-1-Seminar wurde mit DM 350,– veranschlagt und ein Reiki-2-Kurs mit DM 1.200,–. Doch das ist bereits gut 10–15 Jahre her.

Preiskampf wegen des hohen Angebots

Zum einen ist wegen des relativ hohen Angebots und einer Art Sättigung der Nische „Esoterikmarkt" ein Preiskampf ausgebrochen. Ich spreche von einer Art Sättigung, weil diese nur dadurch auftritt, daß sehr viele das gleiche bieten. Würde jeder seine eigenen Qualitäten und Talente mehr mit einem Produkt verbinden, so würde bei jedem etwas Einzigartiges entstehen, das als Original Bestand hat.

Zum anderen wird der Wert einer guten Ausbildung nicht mehr geschätzt, so daß natürlich die Frage entsteht, wofür man so viel Geld bezahlen soll. Reiki sollte doch ein Geschenk sein. Der Meinung schließe ich mich an.

Doch die Zeit, die der Reiki-Lehrer seinen Schülern opfert, und die Investitionen, die er in seine eigene Aus- und Weiterbildung steckt, die ja auch seinen Schülern wiederum von Nutzen sind, müssen ausreichend honoriert werden. Wovon soll ein Profi-Reiki-Lehrer leben, wenn er seine Ware oder Dienstleitung verschenkt?

Heutige Kosten

Meine Erfahrung – und da werden sich viele „Reikianer" anschließen – ist, daß Reiki das Geld wert ist. Heute dürfen Sie für ein gutes Reiki-1-Seminar zwischen DM 350,– und DM 450,– und für ein Reiki-2-Seminar zwischen DM 1.200,– und DM 1.300,– einkalkulieren.

> Dafür, daß Ihnen die Möglichkeiten des Reiki damit für Ihr gesamtes zukünftiges Leben zur Verfügung stehen und Reiki somit keinem Wertverlust unterliegt, ist diese Investition sehr gering.

Was passiert während der Reiki-Behandlung?

Einfach die Hände auflegen

Während einer Reiki-Behandlung werden einfach die Hände aufgelegt. Dabei kann die Aufmerksamkeit des Reiki-Gebenden, aber vor allem die des Reiki-Bekommenden (das kann ein und dieselbe Person sein) auf die Behandlung ausgerichtet sein um die Behandlung erfolgreicher zu machen. Weiter passiert zunächst einmal nichts.
Natürlich fließt dabei Reiki. Das ist alles.
Für den Fall, daß Ihr inneres Kind Reiki einmal nicht annimmt – und dies ist in der Regel nach ein paar Tagen, die Sie mit Reiki-„Üben" verbracht haben, deutlich zu spüren –, habe ich im Kapitel „Die Energie folgt der Aufmerksamkeit" ein paar einfache Kniffe beschrieben (siehe Seite 83).

Die Reiki-Behandlung ist entspannend

Eine Reiki-Behandlung wird von vielen als entspannend erlebt. Das, was Reiki bei der Behandlung bewirkt, kann als Wärme, Frieden, Ruhe, Licht oder Liebe empfunden werden.

> Reiki ist also eine ruhige, meditative Behandlung und nicht vergleichbar mit Massagen oder Bewegungstherapien, auch nicht mit positivem Denken oder Psychotherapie.

Eine Art Psychohygiene

Es kann jedoch sehr gut zu einer Art Psychohygiene genutzt werden. Gestaute Gefühle, nicht verarbeitete Erlebnisse kommen mit Reiki wieder in den natürlichen Fluß, was nicht nur seelisch ausgeglichener macht, sondern letztendlich auch körperlich sehr gut zu spüren ist.
„Während der Behandlung spürte ich an bestimmten Stellen sehr viel Wärme, andere waren eiskalt. Am Anfang war es mir unangenehm, berührt zu werden, doch das Gefühl verschwand nach einiger Zeit. Schon bald lernte ich ganz loszulassen." „An fast jeder Körperstelle, auf der die Hände auflagen, spürte ich, wie mein Körper zum Leben erweckt wurde."

Wie weit können Sie sich einlassen?

Ob Sie ähnliche Erlebnisse bei Ihrem ersten Kontakt mit Reiki haben, hängt im wesentlichen davon ab, wie weit Sie sich einlassen können. Nicht nur Ihre Fähigkeit, dies zu tun, sondern auch die Sympathie zum Behandler und die Atmosphäre des Raums spielen dabei eine wichtige Rolle.

Bei einer Behandlung werden Blockaden gelöst, und alte Gefühle kommen hoch

Diese Punkte zur Förderung des Einlassens halte ich für besonders wichtig, denn bei einer Reiki-Behandlung werden durchaus Blockaden gelöst, und alte Gefühle kommen hoch. Dabei findet auch die eine oder andere Träne ihren Weg. Jemand, der Reiki schon einige Zeit praktiziert, weiß davon und kann damit umgehen, doch trotzdem fällt es vielen Menschen schwer, sich vor einem „Fremden“ so offen und verletzlich zu zeigen.

> Reiki harmonisiert die Energieflüsse, Entspannung wird gefördert, der Stoffwechsel wird angeregt, die Selbstheilungskräfte werden aktiviert und das alles auf körperlicher, seelischer und geistiger Ebene. Loslassen wird möglich, man kommt mehr und mehr zu sich selbst.

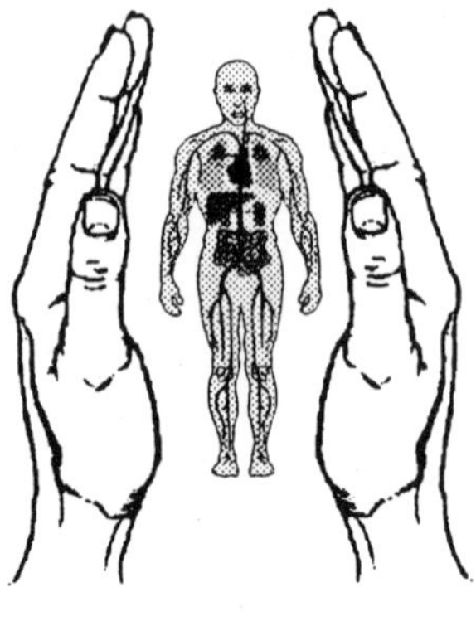

Reiki erfolgreich anwenden

Bevor bereits erfahrene Reiki-Anwender und -Lehrer anfangen, auf mich und die von mir hier vorgestellten Methoden zu schimpfen, möchte ich Sie bitten, diese erst auszuprobieren und zu überprüfen. Ich selbst hatte ein wenig Schwierigkeiten, mich über das, was ich von meinen Lehrern mitbekommen habe, hinwegzusetzen. Ich hatte Reiki lange Zeit nur so angewandt, wie ich es auch gelernt hatte. Reiki konnte sich aber bei mir nicht so recht weiterentwickeln. Doch schließlich fragte ich mich, ob Reiki in gewissen Bereichen nicht auch anders möglich sei, und wer mir verbietet, dies auszuprobieren?

Die Methoden zunächst ausprobieren

Erst dadurch und durch die – nun „neue" – Einstellung zu Reiki lehne ich auch die Anwendungstechniken, die andere entwickeln, nicht mehr rigoros ab. Ich stelle nun häufig fest, daß viele dieser Reiki-Methoden durchaus verständlich und sinnvoll sind. Oft ist jedoch das gleiche Ergebnis ebenso mit simpleren Methoden zu erreichen. Reiki kann grundsätzlich für drei große Bereiche eingesetzt werden:

Neue Einstellung zu Reiki

3 große Einsatzbereiche für Reiki

1. Reiki zur Verbesserung der Lebensqualität und weil es so schön ist

In diesem Bereich wird Reiki Ihnen Sicherheit geben, Sie fühlen sich geborgen. Reiki wird dabei nicht konkret für ein Problem benutzt. Das Ergebnis wird auch nicht sehr klar sein: „Es geht mir besser." „Ich

Reiki gibt Sicherheit

fühle mich wohl mit Reiki." „Die Höhen und Tiefen des Lebens haben für mich, seit ich Reiki nutzte, mehr Sinn und lassen sich leichter bewältigen."

Bevorzugte Methoden

Methoden, die für diesen Bereich am meisten bevorzugt werden sind

- lokales Reiki, für kleinere akute Probleme,
- intuitives Reiki mit positiven Erinnerungen und den Lebensregeln,
- die Reiki-Meditation und der
- allgemeine Energieausgleich mit den Persönlichkeitsebenen.

2. Reiki für akute Probleme

Akut auftretende Gefühlsanhäufungen

Ein Erlebnis, z. B. ein Streit, ein Unfall (wenn nicht selbst verletzt), der Tod Ihrer Katze, hat Sie gerade völlig aus der Bahn geworfen. Reiki kann bei diesen akut auftretenden Gefühlsanhäufungen eine gute Selbsthilfemethode sein.

- Lokales Reiki, weil der Kopf schmerzt oder der Magen drückt,
- allgemeiner Energieausgleich der Persönlichkeitsebenen, um wieder klarer zu werden, oder
- Reflexzonenbehandlung an den Füßen, um wieder auf den Boden der Tatsachen zu kommen.

Reiki beschleunigt den Heilungsprozeß

Auch bei kleineren Verletzungen, wie Schnittwunden, die nicht vom Arzt versorgt werden müssen, oder als Maßnahme zwischen der Ersten Hilfe und dem Erscheinen des Arztes wird Reiki den Heilungsprozeß auch bei nur kurzer Anwendung beschleunigen können.

Mit Reiki kann nachbehandelt werden

Natürlich kann mit Reiki erstklassig nachbehandelt werden, so mancher Mediziner staunte schon, daß ein Knochenbruch so schnell verheilte. Lokales Reiki und lokales Reiki in Verbindung mit entsprechenden Re-flexzonen werden zur Verbesserung und Beschleunigung des Heilprozesses häufig eingesetzt.

Selbst fehlendes Potential, wie zuwenig Selbstvertrauen in einem wichtigen Gespräch oder zuwenig Kreativität für eine momentane Problemlösung, läßt sich kurzfristig mit Reiki hervorrufen. Die wichtigsten Methoden dafür sind

Methoden für fehlendes Potential

- intuitives Reiki mit einem entsprechenden Thema,
- intuitives Reiki mit einer Erinnerung an eine Situation, in der die gewünschte Eigenschaft vorhanden war, und
- von Reiki 2 ganz besonders die Amulett-Technik.

Die Wirkung sollte sich sofort zeigen

Die Wirkung der akuten Reiki-Behandlungen sollte sich dann auch sofort zeigen. Wenn sie jedoch nicht sofort zu erkennen ist, hat Reiki wahrscheinlich nicht auf die gewünschte Art geholfen.

Ein gebrochener Finger wächst nicht innerhalb von Sekunden durch Reiki wieder zusammen, vielleicht ist aber die betroffene Person ruhiger geworden, und der Schmerz hat nachgelassen. Vielleicht mußte in einer kleinen Wunde statt der Blutstillung eine körpereigene „Sterilisierung", eine Bereinigung von Bakterien durch Reiki unterstützt werden. Reiki wirkt, sobald es vom inneren Kind angenommen wird, immer!

Wenn Reiki vom inneren Kind angenommen wird, wirkt es immer

Jedoch haben alle Angelegenheiten, die akut auftreten, auch einen langfristigen, das heißt eigentlich sogar einen chronischen Hintergrund. Das akute Problem ist nur die momentane Spitze eines unterschwellig laufenden Prozesses.

Nichts im Leben passiert zufällig

Nichts im Leben passiert zufällig, das glaube ich nicht nur, ich erlebe es auch ständig. Auch moderne Wissenschaftler haben sich des Phänomens des Zufalls angenommen und darin eine gewisse Strategie, einen Sinn erkannt.

Wachstum der Persönlichkeit ist bis ins Alter gefordert

Die Entwicklung eines Menschen hört nicht mit dem Ende der Pubertät auf, Wachstum der Persönlichkeit ist bis ins hohe Alter gefordert. Der Zufall weist uns den Weg und gibt uns immer neue Herausforderungen und Aufgaben. Manche Dinge ziehen sich wie ein roter Faden durch unser Leben.

Nur und konsequent akute Dinge mit Reiki zu behandeln, würde auch heißen, den roten Faden aufzunehmen und Ihrer Entwicklung eine starke Stütze zu bieten. Im 3. (nun folgend erläuterten) Behandlungsbereich wird die Entfaltung Ihrer Persönlichkeit am besten gefördert.

3. Reiki für chronische Probleme und den Lebensweg

Chronische Probleme

Ängste, Trauer, geringer Selbstwert, chronische Erkrankungen, mangelnde Entspannungsfähigkeit und viele andere Probleme, die Sie schon lange mit sich herumschleppen, sind chronisch und behindern Sie auf Ihrem Weg zum Glück.

Verborgene Talente aufdecken

Andererseits sind diese Dinge die größten Chancen, die Sie haben, um verborgene Talente aufzudecken, innere Stärke zu entwickeln und Ihre Persönlichkeit zu entfalten.

Um in diesem Bereich voranzukommen, sind alle Reiki-Techniken geeignet, solange Sie sie auch konsequent nutzen.

Auf das Ziel hinarbeiten

Doch effektiver werden Sie, wenn Sie auf Ihr Ziel hinarbeiten. Unterstützend für die Therapie des Arztes, Heilpraktikers oder Psychotherapeuten und als Beschleunigung für Ihren Entwicklungsprozeß oder die Maßnahmen Ihres Lebensberaters empfehle ich ganz besonders:

- die Reiki-Kur als wichtigstes Mittel für chronische Leiden,
- intuitives Reiki mit konkreten, auf das Problem passenden Assoziationen,
- Reiki mit den Persönlichkeitsebenen

Das Ergebnis solcher Behandlungen zeigt sich schon recht bald. Ihr Problem wird nicht plötzlich gänzlich verschwinden, aber Sie werden sagen können, daß

Ergebnisse

- Sie damit besser umgehen können,
- es Ihnen weniger Schwierigkeiten macht, sich mit XY auseinanderzusetzen,
- Sie mehr Verständnis für XY entwickelt haben,
- Sie Ihre Medikation stark reduzieren konnten (natürlich nur nach Rücksprache mit Ihrem Arzt oder Heilpraktiker),
- die Symptome deutlich gesunken sind,
- Sie wesentlich ruhiger oder auch mit wesentlich mehr Stärke durchs Leben gehen.

Das Problem wird klein

Und wenn Sie das Ihre dazu tun, wird Ihr Problem irgendwann so klein sein, daß es für Sie gar keins mehr ist. Sie werden glücklicher und gehen lebendiger durchs Leben.

Innere Widerstände

Tritt bei allen 3 Bereichen das Phänomen auf, daß es Ihnen schlechter statt besser geht, so sind Sie bei Ihren Widerständen angelangt.

Wozu dienen Widerstände?

Widerstände sind dazu da, gewohnte Verhaltensmuster und Strategien beizubehalten, um sich zu schützen. Gewisse Verhaltensmuster werden angelegt in Zeiten, in denen wir von anderen abhängig waren, z. B. in der Kindheit. Sie werden noch heute genutzt, weil ein Teil von uns noch in diesem Alter „steckengeblieben" ist und die Befürchtung, daß etwas Schlimmes passiert, wenn wir unsere Widerstände gegen die Veränderung aufgeben, sehr groß ist.
Wie mit Widerständen umzugehen ist, habe ich bereits auf Seite 23 beschrieben. Lesen Sie, wenn Sie nicht weiterkommen, dort noch einmal nach, welche Wege es gibt, diese Widerstände zu meistern.

Bevor wir zu den einzelnen Techniken gehen, die ich Ihnen vorstellen möchte, noch ein paar einfache, aber grundsätzliche Dinge, die über Erfolg und Mißerfolg einer Behandlung entscheiden und helfen, auch andere Reiki-Techniken zu optimieren:

Die Energie folgt der Aufmerksamkeit

Ständige Ablenkung

Dies ist eine alte Weisheit, doch wir sind ständig durch körperliche oder geistige Aktivitäten mit der Aufmerksamkeit bei Dingen, die uns nicht weiterbringen. Ob, weil wir vieles denken, überdenken, zerdenken oder weil wir mit den Gedanken umherschwirren, ohne uns auf das Wesentliche zu konzentrieren.
Reiki hilft, die Aufmerksamkeit auszurichten, zum

Beispiel auf eine bestimmte Körperstelle bei der Behandlung oder auf ein damit korrespondierendes persönliches Problem.

Zum einen geschieht dies durch die Aktivität, die Reiki in diesem Bereich erzeugt. Sie erinnern sich, daß Reiki Lebendigkeit fördert? Lesen Sie ruhig noch einmal nach unter „Was ist Reiki?“ (Seite 9 ff.).

Wärme bei der Behandlung

So ist zum Beispiel die Wärme, die häufig bei der Behandlung empfunden wird, eine solche Reaktion, in die man zudem sehr schön versinken kann.

Zum anderen bewirkt das regelmäßige Üben dieser Aufmerksamkeitsausrichtung, daß Sie lernen, Ihre Aufmerksamkeit bei dem zu halten, was Ihnen wichtig ist. Auch das Meditieren ist im Grunde ein Ausrichten der Aufmerksamkeit. Was geübt wird, das wird zur Gewohnheit. Ähnlich wie Sie Rad- oder Autofahren gelernt haben, so werden Sie mit der Reiki-Arbeit immer effektiver:

Meditieren ist ein Ausrichten der Aufmerksamkeit

Ihre Aufmerksamkeit zieht eine enorme Energie dorthin. Klar, daß dann vieles leichter in Bewegung zu setzen ist. Phantastisch ist auch, daß dies im Grunde eine sehr meditative Versenkung darstellen kann.

Wirkung der Meditation

Die Wirkung der Meditation ist weithin als wohltuend und entspannend bekannt. Reiki macht den Einstieg dort hinein leichter, denn mit regelmäßiger Reiki-Versorgung, üben Sie gleichzeitig, Ihre Aufmerksamkeit auszurichten.

Hilfen für das innere Kind, Reiki anzunehmen

Nun wissen Sie ja bereits, daß Reiki vom inneren Kind, dem Körperbewußtsein, angenommen werden muß. Es gibt jedoch auch Körperstellen, in die das innere Kind Reiki nicht so recht einziehen will. Es gibt da ein paar Kniffe, wie dies umgangen oder doch noch aktiviert werden kann.

- Ein Mittel wäre es, über die entsprechende Reflexzone zu gehen. Wird dort ein paar Minuten mit Reiki behandelt, so ist danach oft auch die andere Körperstelle für Reiki offen.
- Ein anderer Weg besteht darin, die Aufmerksamkeit des inneren Kindes auf diese Stelle zu richten. Das läßt sich am einfachsten dadurch erreichen, daß man die entsprechende Stelle ein paar

Minuten lang liebkost. Streicheln, leichtes Massieren oder leichtes Klopfen bzw. Trommeln mit den Fingerspitzen oder auch das Anpusten des Körpers an der nicht reagierenden Stelle bewirken oft wahre Wunder. Das innere Kind wird neugierig, die Aufmerksamkeit liegt dort, wo wir sie haben wollen, und schon kann Reiki das Seine dazu tun.

Aktiv entspannen

Wie bereits im Kapitel „Einlassen und Annehmen" beschrieben, ist es sehr hilfreich, wenn Sie sich eine Atmosphäre schaffen, in der Sie sich möglichst gut entspannen können. Achten Sie deshalb auf Wärme, Ruhe, evtl. Musik und gedämpftes Licht, eine Kuscheldecke und eine bequeme Haltung. Das innere Kind kann sich dann viel besser auf Reiki einlassen und es annehmen.

Atmosphäre zur Entspannung schaffen

Eine weitere Empfehlung von mir ist, daß Sie bewußt die hochgezogenen Schultern lockern und entspannen, den Atem ruhig werden lassen und ein paarmal tief in den Bauch atmen. Dies hilft auch dann, wenn Sie keinen Einfluß auf die Raumatmosphäre haben.

Empfehlung des Autors

Ihre Körperhaltung spiegelt Ihr inneres Bedürfnis wider, ändern Sie Ihre innere Einstellung, so ändern Sie gleichzeitig Ihre äußere.

Das gilt natürlich auch umgekehrt: Ändern Sie Ihre Körperhaltung zum Beispiel in eine etwas entspanntere, so werden Sie sich auch geistig entspannen.

Körperhaltung spiegelt inneres Bedürfnis wider

Dieses Phänomen ist in der Psychologie weithin bekannt und wird im Neuro-Linguistischen Programmieren (NLP), einer Methode, innere Zustände und Eigenschaften quasi auf Abruf bereitzustellen und abrufen zu können, äußerst erfolgreich eingesetzt.

Der stete Tropfen höhlt den Stein

Jedes akute Problem hat verschiedene Ursachen

Reiki bei akuten Problemen zu nutzen, ist eine feine Sache. Doch jedes akute Problem resultiert aus einer ganzen Reihe von Ereignissen, Handlungen und Einstellungen, die zum Zeitpunkt des Auftretens des Problems erst so richtig ans Tageslicht kommen.

Wenden wir Reiki regelmäßig an, so werden auch die hinter den akuten liegenden chronischen Sachen für eine Heilung aufgeschlossener und leichter zugänglich. Regelmäßig heißt zum Beispiel 1 Ganzbehandlung pro Woche und eine Auswahl an anderen Techniken zwischendurch bei Bedarf. Wobei „bei Bedarf" auch mehrmals täglich sein kann. Es gibt ja genug Situationen, bei denen es leicht ist, sich mal die Hände auf den Körper zu legen.

Was heißt Reiki regelmäßig anwenden?

Die Gesetzmäßigkeit der Naturheilkunde, daß es bei einer Heilung zunächst einmal zu einer Heilreaktion, einer Erstverschlimmerung kommen kann, scheint für den Laien ein einfaches akutes Problem zu sein.

Erst-verschlimmerung

Bei regelmäßiger Reiki-Anwendung und auch ein paar Wochen nach den Einweihungen kann es immer wieder einmal dazu kommen, daß Altes endlich verarbeitet werden will und akut wird. Reiki hilft, diese Reaktion in richtige Bahnen zu lenken.

Unterdrücktes muß ins Bewußtsein steigen

Was akut ist, kann heil werden, was unterdrückt ist, muß erst ins Bewußtsein steigen. So wirkt Reiki wie viele kleine Wassertropfen, die Tröpfchen für Tröpfchen den Stein höhlen. Ein reißender Fluß würde den Stein zwar mitreißen, aber könnten Sie das verkraften, ohne Schaden zu nehmen? Jeder bekommt nur so viele Aufgaben auf einmal zu erledigen, wie er auch schaffen kann.

Reiki-Energie wird nur in verträglichem Maß eingezogen

Im Reiki-System liegt diese Sicherung darin, daß das Körperbewußtsein die Reiki-Energie nur in einem für sich verträglichen Maße einzieht und niemals mehr. Wir Menschen brauchen die Zeit, um uns zu befreien. Auch wenn der Berg, vor dem Sie stehen, einmal wieder sehr groß erscheint, „Regelmäßigkeit versetzt Berge", wagen Sie sich daran. Unbedingt. Es lohnt sich.

Vor der Behandlung

Freiwillige Vorbereitung

Es gibt eine ganze Reihe Dinge, die Sie vor einer Reiki-Behandlung tun können, aber nicht müssen, angefangen bei einem letzten Toilettengang, über das Waschen der Hände bis hin zum kleinen Dankgebet. Habe bzw. nehme ich mir die Zeit für eine intensive Reiki-Behandlung, z. B. eine Ganzbehandlung, so nutze ich schon mal ganz gerne einen Teil dieser nicht ganz sinnlosen Vorbereitungen.

Hände waschen

Das Waschen der Hände sensibilisiert meine Empfindungen, mich bei einer höheren Instanz zu bedanken, macht mich demütiger.

So werden von vielen Reiki-Lehrern mehrere solcher kleinen „Einlaßrituale" angeboten und in den Lehrplan eingearbeitet. Sie dienen auch dazu, um zwischen der Reiki-Behandlung und dem Alltag umschalten zu können. Unbedingt nötig für das Funktionieren von Reiki sind Sie nicht.

Nicht notwendig für das Funktionieren von Reiki

Nach der Behandlung

Auch nach der Behandlung kann es ein paar solcher Rituale geben: Bedanken bei der Reiki-Kraft oder eine kleine, abschließende Meditation haben einen ähnlichen Sinn wie oben beschrieben.

10–30 Minuten Nachruhe

Nach der Behandlung ist – je nach ihrer Intensität – noch eine Nachruhezeit von 10–30 Minuten zu empfehlen. Auch diese muß keineswegs eingehalten werden. Doch gerade, wenn ich jemand anderem eine Reiki-Ganzbehandlung gebe, tritt bei diesem häufig eine so tiefe Entspannung ein, daß er im Laufe der Behandlung einschläft. Ihn dann aus diesem Heilschlaf zu reißen und in den Alltag zu jagen, wäre einfach zu abrupt. Sanftes Wecken mit der Bitte, noch ein paar Minuten liegen zu bleiben, macht den Übergang von der Tiefenentspannung zum Alltag wesentlich har-

Tiefe Entspannung

monischer und leichter. Die Wirkung der Reiki-Behandlung ist so intensiver.

Die Reiki-Ganzbehandlung

Heilversprechende Möglichkeit

Reiki dem Ganzen zukommen zu lassen, ist eine der heilversprechendsten Möglichkeiten, Reiki zu nutzen.

Zeitintensiv

Sie ist jedoch im Reiki 1 noch sehr zeitintensiv, 1–1½ Stunden sind dafür einzurechnen. Das schreckt ab. Bekommt man jedoch eine in sich begründete Abfolge von Handpositionen detailliert erklärt, so kann der Sinn schon überzeugen und motivieren, dieses große Heilmittel zu nutzen.

Reiki-Anwendung für chronische Probleme

Die Reiki-Ganzbehandlung wird häufig als die Reiki-Anwendung für chronische Probleme hervorgehoben. Dem stimme ich zu, solange die Ganzbehandlung im Rahmen einer Reiki-Kur, also mehrmals in kurzer Form nacheinander, durchgeführt wird.
Die sporadische Ganzbehandlung – „wenn ich gerade mal Zeit dafür finde" – ist natürlich besser als kein Reiki, doch wird sie dann genauso viel oder wenig bringen wie eine der anderen Behandlungsmethoden bei unregelmäßiger Anwendung in großen Zeitabschnitten auch.
Ein anderer Punkt, weshalb ich die Ganzbehandlung für ein wichtiges Reiki-Werkzeug halte, ist der, daß in westlichen Kulturen der Mensch eher dazu geschult wurde, seinen Intellekt einzusetzen und seinen Gefühlen, seiner Körperlichkeit und dessen Intelligenz wenig oder gar keine Aufmerksamkeit zu schenken.

Einfache Standardbehandlung ist wichtig

Es ist deshalb unbedingt notwendig, daß wir hier „im Westen" einfache Standardbehandlungen haben, die nicht direkt auf der Intuition beruhen. Erst im Laufe der Reiki-Praxis kann dann auch der „verkopfte Westler" sich mehr und mehr auf das ein- und verlassen, was sein Körper, seine Hände ihm zeigen. Reiki wird dann auch hier intuitiver eingesetzt.
Die Ganzbehandlung ist solch eine Standardbehand-

Reiki als Standardbehandlung ist überall anwendbar

lung, die auf jeden und jedes Problem anwendbar ist. Doch ist man schließlich soweit, seiner inneren Stimme wieder mehr zu vertrauen, so können auch andere unten aufgeführte Reiki-Techniken den gleichen Erfolg bringen. Zudem gibt es selbst für den „Westler“ Methoden, wie er seinen Verstand überlisten, ihn umgehen kann, um dadurch trotzdem schnell zu intuitiven Techniken Zugang zu bekommen. Eine überraschend einfache habe ich unter intuitives Reiki beschrieben (siehe Seite 91).

Mehrere Möglichkeiten, mit Reiki zu behandeln

Es gibt mehrere Möglichkeiten, den gesamten Körper, also den gesamten Menschen mit Reiki zu behandeln, von oben nach unten, von unten links nach oben und dann nach unten rechts oder anders herum. Wirksam sind sie alle, die Frage ist nur, wie effektiv? Die Reiki-Ganzbehandlung sollte auf jeden Fall einen Ablauf von Handpositionen nach Energiebewe-gungen im Körper befolgen. Daran hält sich zum Beispiel der folgende Ablauf.

Ablauf von Handpositionen nach Energiebewegungen im Körper

Aura glätten

Zunächst wird die Ausstrahlung des Menschen, die *Aura*, geglättet bzw. beruhigt, denn im Alltag herrscht oft ein ganz schönes Tohuwabohu im Energiesystem eines Menschen.

Gesamtsystem vorbereiten

Anschließend wird das Gesamtsystem durch entsprechende Reflexzonenbehandlung im Gesicht auf die intensive Reiki-Gabe vorbereitet. Das Gesicht enthält das Sehen, das Riechen, das Schmecken und die Nahrungszufuhr, also sehr wichtige Funktionen.

Danach wird die Entspannung durch den Ausgleich der Hirnhälften und der Gleichgewichtsorgane im Mittelohr forciert.

Schließlich wird dic 5. Pcrsönlichkcitscbcnc, wclche im Halsbereich liegt (s. Seite 107) mit Reiki versorgt, um Körper und Geist, Rumpf und Kopf zusammenzubringen.

Nun folgt Reiki für die Verdauung, Leber, Milz / Pankreas, Magen und Därme, denn auch die Energien, die Reiki freisetzt, müssen verdaut und in die richtige Bahn gelenkt werden.

Dann erst folgt das Herz und die Thymusdrüse als wichtiges Organ für das Immunsystem.

Erst nachdem im Magen durch die Verdauung Brauchbares von Unbrauchbarem getrennt wurde, ist es sinnvoll, sich auf das Brauchbare auch richtig einzulassen, es anzunehmen und komplett zu nutzen.
Jetzt folgt die Behandlung des Beckenbereichs mit Persönlichkeitsebene 1 und 2, um aus dieser Vorarbeit die nötigen Energien zu beziehen. Schließlich auch, um nicht Nutzbares wieder abzugeben.
Dafür ist auch die Behandlung gewisser Beinpartien und der Füße, die sehr eng mit der 1. Persönlichkeitsebene (s. Seite 100) verbunden sind, eingebaut. Dies hilft auch, den Weg des Wachstums weiter/wieder mit Kraft und Elan gehen zu können.

Abschluß an den Füßen

Der Abschluß an den Füßen macht den Übergang in den Alltag leichter, ist man bei der Behandlung des Beckenbereichs noch in anderen Träumen oder Sphären, so hilft diese Position, zurück auf die Erde zu kommen, zurück ins „Hier und Jetzt".

Die Reiki-Kur

An 3–4 aufeinanderfolgenden Tagen

An 3 bis 4 aufeinanderfolgenden Tagen wird jeweils eine Reiki-Ganzbehandlung oder eine andere sehr intensive Reiki-Behandlung durchgeführt. Dann wird in den folgenden Wochen noch ein- bis dreimal pro Woche eine solche Behandlung wiederholt, bis das Symptom, das Problem, für das die Behandlung gewählt wurde, abgeklungen ist.

Gesunde Ernährung

Sehr gut hilft dabei auch, sich eine gesündere Ernährung und einen ausgeglicheneren Tagesablauf anzugewöhnen. Der Behandelte braucht wahrscheinlich viel Schlaf, aber seine Vitalität wird auch schnell zu einem gesunden Maß anwachsen.

Gut für chronische Erkrankungen

Die Reiki-Kur eignet sich hervorragend für chronische und umfassende Erkrankungen – natürlich mit fachlicher Begleitung – oder für die jährliche Fitneßkur.

Lokales Reiki

Einfache Art, Reiki anzuwenden

Dies ist eine ganz einfache und auch natürliche Art, Reiki anzuwenden. Die Hände werden einfach dort aufgelegt, wo sich ein Symptom oder ein Schmerz zeigt.
Immer, wenn eins unserer Mädchen mal wieder einen Sturz oder einen sonstigen „Kinderunfall" hatte, bedienten wir uns dieser Methode. „Puste mal Papa."
Und dazu noch kurz die Hände um die schmerzende Stelle gelegt, und schon wird weiter gespielt.

Reiki kann helfen, kleinere Wunden zu sterilisieren

Reiki kann auf diese Weise helfen, kleinere Wunden selbst zu sterilisieren. Es brennt zuerst ein wenig, ähnlich wie bei einer Jodtinktur, denn Reiki aktiviert die Selbstheilungskräfte des Körpers, die u. a. selbst eine keimtötende Wirkung haben. Das Brennen hört dann aber bald auf, und auch der Schmerz wird stark abgebaut.
Egal, ob Wunden, Zahnschmerzen (nicht durch Zahnfäule verursachte), Bauchweh, Unterleibsbeschwerden, der gestoßene Zeh, Verstauchungen, versorgte Knochenbrüche, lokales Reiki kann immer mit „draufgegeben" werden.

> Lokales Reiki wird besonders für akute Probleme benutzt und ist sehr gut mit den anderen Techniken kombinierbar.

Intuitives Reiki

Das intuitive Reiki basiert auf der Überlistung des Verstands

Die Menschen der westlichen Zivilisation sind zumeist Verstandesmenschen, die die Entscheidungen über ihre Ratio fällen. Das intuitive Reiki basiert jedoch darauf, den Verstand zu überlisten bzw. Entscheidungen über das Körperbewußtsein, also quasi aus dem Bauch heraus zu treffen.

Topmanager und andere sehr erfolgreiche Menschen wissen, daß sie sich auf ihre Intuition verlassen können. Sie nutzen diese, um schnell und spontan handeln zu können.

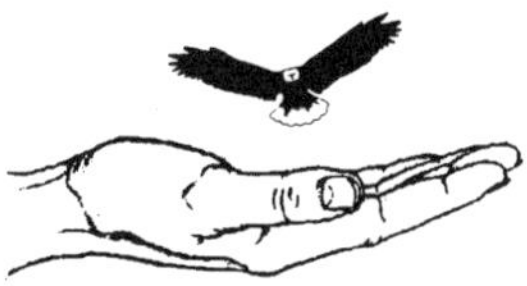

Reiki macht frei

Es gibt eine einfache Möglichkeit, wie Sie für das intuitive Reiki Zugang zu Ihrer Intuition bekommen können, um damit Reiki sehr erfolgreich anwenden zu können. Es geht ganz einfach um spontane Handlungen. Bei dem intuitiven Reiki sieht das folgendermaßen aus:

Spontane Handlungen

Beispiel

Sie denken an das Thema, das Sie zur Zeit mit Reiki bearbeiten möchten, dabei bitten Sie Ihr Körperbewußtsein, Ihr inneres Kind darum, Ihnen die Körperbereiche zu zeigen, die dabei am besten mit Reiki versorgt werden sollten. „Wo soll ich mir in bezug auf ... (Thema) jetzt die Hände auflegen?"
Dann legen Sie sich ohne nachzudenken spontan die Hände irgendwo auf den Körper. Sie liegen richtig dort. Nachdem dort einige Zeit Reiki eingezogen wurde (ruhig 10–15 Minuten, mehr schadet jedoch nicht), kann die Frage erneut gestellt werden. Auch zum Abschluß der Behandlung ist es sinnvoll, danach zu fragen, wie diese Reiki-Sitzung nun abgeschlossen werden kann.

Während der Behandlung an das Thema denken

Sie müssen während der gesamten Behandlung in Gedanken bei diesem Thema bleiben. Die Gedanken werden sich um das Thema drehen, sie werden vielleicht nicht direkt nach der 1. Behandlung, aber schon bald eine andere Einstellung, ein anderes Gefühl zu dem Thema Ihrer Wahl bekommen.

Abschluß

Die intuitive Reiki-Behandlung ist in der Regel dann abgeschlossen, wenn die Gedanken nicht mehr bei dem Thema gehalten werden können.

Möchten Sie hingegen positive Bilder bzw. Erinnerungen mit dieser Methode verstärken, so machen Sie Schluß, wenn das Gefühl intensiv genug ist.

Mehrmals behandeln

Es macht aber durchaus Sinn, wenn sie ein Thema mehrmals mit dem intuitiven Reiki behandeln. Auch mal zwischendurch 3–5 Minuten intuitives Reiki für ein Thema ist besser und wirkungsvoller als gar kein Reiki.

Beispiele für intuitives Reiki

Den Themen, denen Sie sich bei dem intuitiven Reiki widmen können, sind keine Grenzen gesetzt. Sie können sich beim intuitiven Reiki unter anderem auseinandersetzen mit:

- einer Krankheit, einem körperlichen Symptom,
- einem Menschen, mit dem Sie ein Problem haben bzw. einem Problem, das Sie mit einem Mitmenschen haben,
- einer Situation, mit der sie nicht zurecht kommen,
- einer Vision, die Sie stärken möchten,
- einer Erinnerung, die z. B. mit dem Gefühl des Verliebtseins in Ihren Partner oder des Erfolgreichseins in Verbindung steht, um dieses Gefühl wieder besser zu spüren und Kraft daraus zu schöpfen,
- einer Eigenschaft, wie z. B. Selbstsicherheit, innerer Harmonie, Zielstrebigkeit, Vertrauen, Liebe oder Mitgefühl, die Sie in sich stärken möchten,
- einem Problem, für das Sie eine außergewöhnliche Lösung suchen,
- einer der 5 Reiki-Lebensregeln,
- einer positiven Affirmation, die zu Ihrer Entwicklung paßt, wie z. B. „Freudig verbreite ich Glück um mich" oder ähnliches,
- einem weisen Spruch oder Sprichwort,
- Ihrem inneren Widerstand gegen eine bestimmte Veränderung.

Kreativität hat eine starke Verbindung zum inneren Kind

Lassen Sie Ihrer Kreativität dabei ruhig ein wenig Spielraum, denn auch diese hat eine starke Verbindung zum inneren Kind, unserem Körperbewußtsein, das schließlich zum Erfolg der Energiearbeit entscheidend beiträgt und – wenn es richtig aktiv mitmachen kann – auch die beste Lösung finden wird.

Streikt das innere Kind bei Ihnen, oder ist Ihr Verstand zu stark, so helfen regelmäßige Reiki-Gaben für die ersten beiden Persönlickeitsebenen. Diese entsprechen in etwa dem inneren Kind.

Mit der Zeit werden Sie den hier erklärten mechanischen Ablauf in eine einfachere, gewohnheitsmäßigere und Ihnen selbst angepaßtere Form umwandeln können. Ihr inneres Kind und Ihre Ratio (mittleres Selbst) arbeiten von sich aus immer besser zusammen. Ihre Intuition wächst.

Die Intuition wächst

Diese Methode basiert nicht auf suggestivem Eintrichtern von glücklich machenden Formeln, wie es im positiven Denken praktiziert wird.

> Intuitives Reiki hat als Grundlage einen ganzheitlichen Ansatz.

Körper, Geist und Seele

Der Mensch besteht aus den 3 Teilen Körper, Geist und Seele, diese sind jedoch so sehr miteinander verwoben, daß sich ein Problem auch immer in den anderen Bereichen zeigt und darüber erreichbar ist.

Sie kennen das: Wenn Sie betrübt sind, lassen Sie den Kopf hängen. Möchten Sie aus diesem Zustand wieder heraus und haben auch eine Idee, was Sie tun könnten, so hilft es schon, den Kopf wieder in die aufrechte Position zu bringen.

> Mit Reiki läßt sich dadurch über den Körper jedes geistige oder seelische Problem erreichen und bearbeiten.

Die Beschäftigung im Geiste mit dem Thema ist dafür da, daß dieses Thema auch wirklich bearbeitet wird. Ohne die bewußte Beschäftigung damit würde das Körperbewußtsein die Handpositionen bevorzugen, die gerade Reiki benötigen. Das ist sicherlich auch nicht dumm, aber leider nicht sehr zielgerichtet.

Reiki-Reflexzonenbehandlung

Dr. William Fitzgerald

Der amerikanische Mediziner Dr. med. William Fitzgerald gilt als der Begründer der Reflexzonentherapie. Grundlage bildet eine 5000 Jahre alte, aus Indien und China stammende Behandlung über Druckpunkte, die jedoch in Vergessenheit geriet. Sie stellt einen Zusammenhang zwischen Körperzonen und Organen über reflektorische Reize her.

Reflexzonen an Fuß, Ohr und Hand

Diese Reflexzonen sind in erster Linie an Fuß, Ohr und Hand zu finden, ich bevorzuge es, die Füße mit Reiki zu behandeln. Wir schenken ihnen ohnehin schon sehr wenig Aufmerksamkeit, stecken sie in enge Schuhe und lassen sie ständig laufen. Die Reflexzonen der Hände werden zum Beispiel bei einer Form der Reiki-Meditation mit Energie versorgt.

Stellen Sie sich die Einteilung am Fuß bildlich so vor: Betrachten Sie einen liegenden, ausgestreckten Fuß.

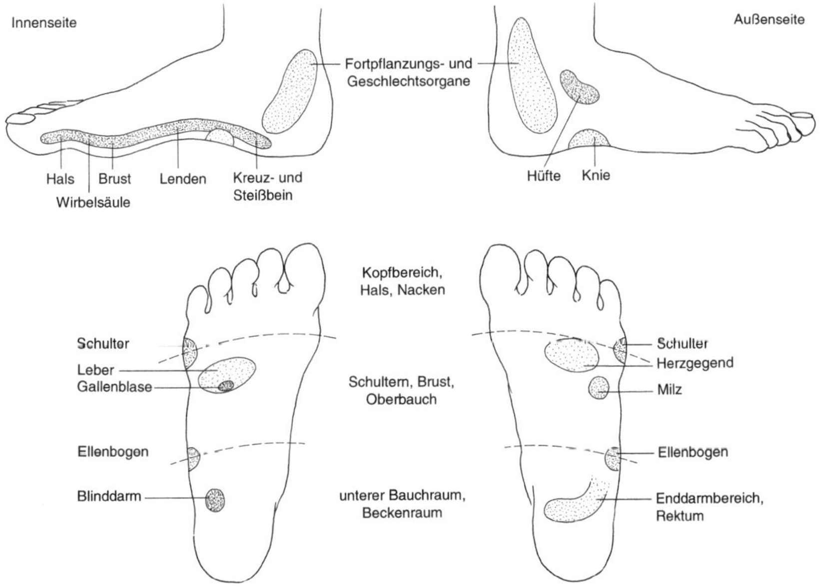

Nun projizieren Sie einen sitzenden Menschen in den Fuß hinein, so daß der Kopf sich in den Zehen abbildet und der Unterleib in den Fersen. Und schon wissen Sie, wo Sie hinlangen müssen, denn bei Kopfschmerzen sind die Zehen, bei Problemen im Bauch ist der mittlere und untere Teil des Fußes mit Reiki zu behandeln usw.

Mit dieser Reiki-Reflexzonenbehandlung lassen sich sehr gut die Stellen am Körper wieder für Reiki zugänglich machen, die sich anscheinend verweigern.

Sonderpositionen erarbeiten

Da wir über zwei Hände verfügen, lassen sich mit dem Wissen über die Reflexzonen wunderbare Sonderpositionen erarbeiten. Die eine Hand auf die Reflexzone gelegt und die andere direkt auf die Problemzone, und schon ist die Sonderposition fertig. Die

Ischiasposition

Ischiasposition ist ein Beispiel dafür. Sie läßt sich, wenn man vor Schmerz nur in einer bestimmten Haltung liegen oder sitzen kann, nur schwer selbst durchführen. Doch sie ist sehr effektiv.

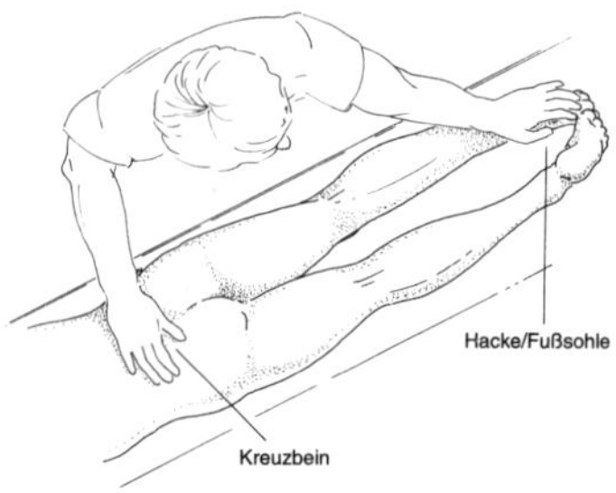

Abschlußposition unter den Füßen

Auch die Abschlußposition mit den Händen unter den Füßen bewirkt nicht nur, daß wir mit den Füßen wieder besser unseren Weg gehen können, sondern bringt von dort noch mal Reiki, sprich Bewegung, in die entsprechenden Organe, bei der Abschlußposition ganz besonders in die Nieren und den Kopfbereich.

Abschlußposition unter dem Fuß

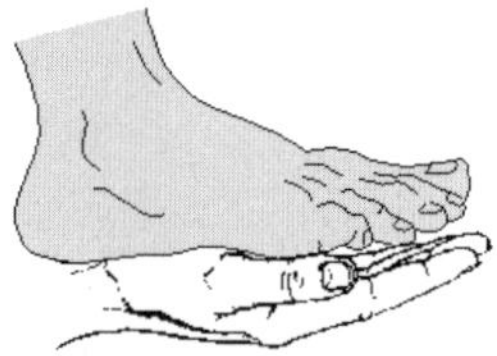

Die Fußreflexzonenmassage ist in ihren Grundlagen relativ leicht zu lernen. Sie wird oftmals in Volkshochschulen angeboten. Solch ein Kurs ist eine schöner Aufbaukurs für Reiki.

Reiki und die 6 Persönlichkeitsebenen

Umgang mit zentralen Lebensthemen

Persönlichkeitsebenen (PE) sind Teile eines jeden Menschen, die widerspiegeln, wie er mit bestimmten zentralen Lebensthemen umgeht. Disharmonien in einer PE zeigen ein Ungleichgewicht oder auch eine Blockade im geistig-seelischen oder sogar körperlichen Bereich dieses zentralen Themas an.

Chakren = Rad

Im esoterischen Fachjargon werden die Persönlichkeitsebenen *Chakren* genannt. Chakra ist ein Sanskritwort und heißt ganz einfach *Rad*.

Wie kommt man auf die Bezeichnung Rad? Nun, es ist Ihnen sicher bekannt, daß es hellsichtige Menschen gibt. Ich meine nicht diejenigen, die in die Zukunft schauen können, sondern Personen, die sich die Ausstrahlung eines Menschen, die sogenannte Aura, anschauen können. Solche Leute gab es schon immer. Sie nehmen die Persönlichkeitsebenen als eine Scheibe in der Aura des Menschen wahr, als ein Rad, das sich dreht.

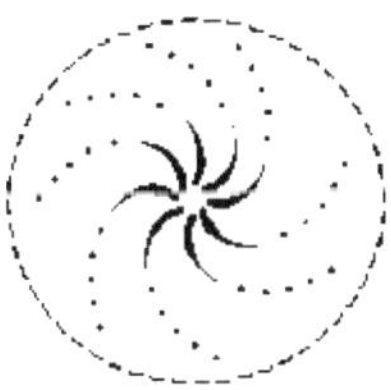

Persönlichkeitsebenen von vorne, auf den Körper geschaut

Das Aussehen und die Funktion der PE wurden vor allem im östlichen Kulturkreis immer wieder detailliert beschrieben. Die Persönlichkeitsebenen sind –

wie so viele Dinge im Leben – für viele Menschen verborgen, was jedoch nicht heißt, daß sie bei diesen nicht existent sind.

Esoterik bedeutet auch nichts anderes als die Auseinandersetzung mit dem Verborgenen und dessen Nutzung.

Umfassen die 6 zentralen Lebensthemen

Es gibt eine Vielzahl von Persönlichkeitsebenen (Chakren), aber für den Laien läßt sich hervorragend mit sechs arbeiten. Diese 6 PE umfassen die 6 zentralen Lebensthemen, die mit dem Reiki-System auf einfachste Weise gewinnbringend beeinflußt werden können.

Wie schon gesagt, geht es bei den Persönlichkeitsebenen um zentrale Lebensthemen und darum, wie ein Mensch persönlich mit diesen umgeht. Ich denke, daß „Persönlichkeitsebene" (PE) darum der treffende Ausdruck für eine sich drehende Scheibe in der Aura eines Menschen ist.

Wo diese 6 PE ganz genau zu finden sind, um sie über die Hände mit Reiki zu versorgen, zeigt Ihnen Ihr Reiki-Lehrer. Damit Sie schon mal einen kleinen Einblick bekommen (s. Abb.):

- PE 1 strahlt zwischen Anus und Genitalien nach unten ab,

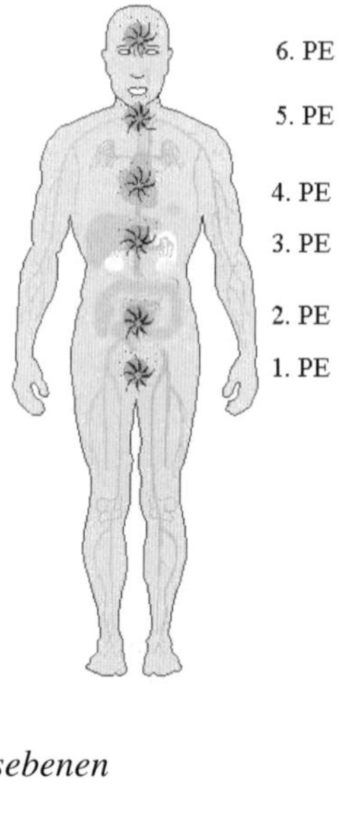

Persönlichkeitsebenen

- PE 2 zeigt sich nur wenige Zentimeter über dem Schambein,
- PE 3 tritt direkt über der Magengrube nach außen,
- PE 4 liegt mitten über dem Brustkorb,
- PE 5 wirft ihren Schein von der Halsgrube nach vorn und
- PE 6 liegt in der Mitte der Stirn nur wenig über den Augenbrauen.

Alle PE liegen auf der Körpermittellinie. Ich empfehle, die PE eine Handbreit vom Körper weg mit Reiki zu versorgen, und zwar mit der Handinnenfläche zum Körper gewandt. Sie sind zwar im Körper angebunden und korrelieren auch jeweils mit einer wichtigen Drüse des endokrinen Systems, strahlen jedoch einige Zentimeter vom Körper ab.

Alle PE liegen auf der Körpermittellinie

Sie strahlen einige Zentimeter vom Körper ab

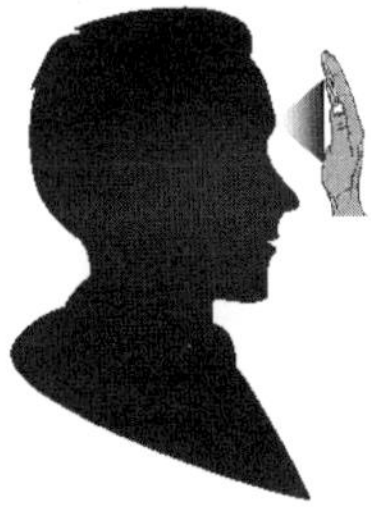

PE 6 mit Reiki seitlich

Die Aufnahme von Reiki läßt sich bei den Persönlichkeitsebenen noch dadurch verbessern, daß Sie Ihre Hände ein wenig und dabei leicht und locker bewegen, so, als ob Sie eine Wolke formen würden.

Hände leicht bewegen

Natürlich können bei der Behandlung der PE auch die Methoden des Kapitels „Die Energie folgt der Aufmerksamkeit“ (siehe Seite 83) benutzt werden, damit Reiki intensiv eingezogen wird.

Die Größe eines solchen PE-Rads in der Aura ist von vielen Faktoren abhängig, je nach Umständen und „Entwicklungsstand“ kann es sozusagen fast verschlossen oder auch weit geöffnet sein. Im Normalzustand soll der Durchmesser bei 5–10 Zentimetern liegen.

Größe eines PE-Rads

Doch nun zu den einzelnen Persönlichkeitsebenen, die Erklärungen wirken wahrscheinlich etwas abstrakt, aber mit den Zuordnungen ergibt sich ein klareres Bild:

1. Persönlichkeitsebene

Physische Lebenskraft und grundlegende Überlebensbedürfnisse des Menschen

Sie hat als zentrales Lebensthema die physische Lebenskraft und die grundlegenden Überlebensbedürfnisse des Menschen. Die Kraft der Fortpflanzung, Urkraft, Überlebenskraft und Durchsetzungskraft gehören zur Persönlichkeitsebene 1.

Eine Vitalquelle

Sie ist kurz gesagt eine der Vitalquellen des Menschen schlechthin. Wie groß ist meine Kraft, mich selbst und meine Art in dieser Welt zu behaupten?

Nebennieren

Die endokrinen Drüsen, die der PE 1 zugeordnet werden, sind die Nebennieren. Sie produzieren Adrenalin und Noradrenalin. Diese Hormone machen den Körper aktionsbereit, damit er auf Anforderungen sofort reagieren kann. Adrenaline sind aber auch mitbeteiligt bei Herzinfarkt und Thrombose. Die Nebennieren haben zudem einen großen Einfluß auf das Tem-peraturgleichgewicht im Körper.

Körperliche Probleme

Körperliche Probleme, die mit der PE 1 zusammenhängen, können sich auch in den Knochen, den Nägeln, den Zähnen, in Beinen und Blut zeigen.

Psychischer Bereich

Psychisch gesehen geht es um das liebevolle Kämpfen für das Recht auf Leben. Reiki ist zwar keine Kampfkunst, doch es kann Ihnen die nötige Kraft geben, bis Sie Ihre eigene Stärke entdeckt haben.

- *Ausleben der persönlichen Stärke.* Ich selbst habe mir lange verboten, so zu sein wie ich bin, stark. Ich hatte Angst, so wie ich war nicht geliebt zu werden.
- *Anerkennen der natürlichen Ordnung und Harmonie.* Erst dadurch bekommt man das nötige Urvertrauen, um sich kraftvoll einsetzten zu können, auch für Neues. Haben Sie kein oder nur we-nig Urvertrauen, so glauben Sie, ständig für Ihre Bedürfnisse kämpfen zu müssen. Das Leben fordert schon einen gewissen Einsatz, wir leben

nun mal nicht im Schlaraffenland, doch im Prinzip bekommen sie alles, was Sie brauchen. Dieser Einsatz sollte jedoch nicht zum Krampf werden.

- *Annehmen der eigenen Überlebenstriebe.* Ja, es ist erlaubt, für das eigene Leben zu kämpfen, diese Triebe können sogar geliebt werden. Oder würden Sie sich nicht wehren, wenn es um Ihr Leben geht? Dazu gehört im Grunde auch, daß man sich nicht ständig schleichend vergiftet. Der obligatorische Kater am Wochenende, schon wieder 'ne Schachtel Kippen leer, schnell noch zu McDonald´s. Das hört sich an, als ob jetzt eine Menge Lebensqualität aufgegeben werden muß. Ich erfahre es mehr von anderer Seite. Nehme ich meine Überlebenstriebe mehr an, so steigt auch mein Verlangen nach langfristiger Gesundheit und danach, gerne zu leben. Ihre Ziele, Wünsche und Bedürfnisse werden Sie mit Reiki schneller und leichter erreichen können. Das Leben kann so viel Spaß machen.

Geld und materieller Besitz

Geld und materieller Besitz gehören ebenso zur PE 1 wie das Absichern und Abgrenzen. Störungen zeigen sich häufig in Wut, übertriebener Aggressivität und Gewalttätigkeit, was auch einen Mangel an Vertrauen zeigt.

Da Reiki dafür sorgt, daß Unterdrücktes wieder ins Bewußtsein kommt, und zugleich die Kraft und der Raum gegeben wird, um Änderungen herbeiführen zu können, ist der Weg mit Reiki schon fast geebnet, er muß dann nur noch gegangen werden.

In den unteren PE (1–3) ist das noch ein bißchen schwierig, wird aber, je weiter es nach oben geht, immer leichter. In einer der unteren Persönlichkeitsebenen, wie hier in der PE 1, ist es durchaus schon mal nötig, daß einem jemand hilft, der außerhalb der eigenen Probleme steht, damit dieser die nötigen Anstöße zur Veränderung geben kann. Die Ratschläge eines guten Freundes wird man sich kaum zu Herzen nehmen.

Hilfe von außen ist notwendig

Alle anderen PE harmonisieren

Wenn PE 1 von einem Problem zentral betroffen ist, so sollten alle anderen Persönlichkeitsebenen mit dieser harmonisiert werden. Dazu wird einfach eine Hand über der PE 1 gehalten, während die andere Hand etwa alle 3–5 Minuten von einer PE zur nächsten wandert. Dies ist der spezielle Energieausgleich der PE.

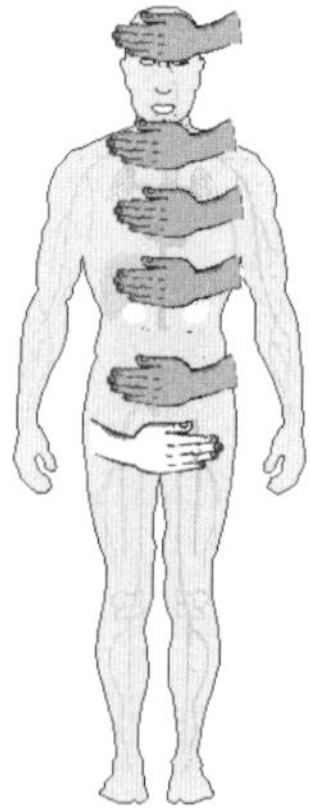

PE 1 behandeln

2. Persönlichkeitsebene

Lust und Lebensfreude

Sexualität ist ein Schwerpunkt

Sie zeigt das zentrale Lebensthema Lust und Lebensfreude, das eng mit der Fähigkeit, Beziehungen zu führen, zusammenhängt. Durch das Thema Lust ist die Sexualität einer der Schwerpunkte in PE 2, jedoch auch Emotionen und ein Teil der Kreativität spiegeln sich hier. Die Frage lautet: „Was ist gut für mich?“

Heute morgen weckte mich der Radiowecker: „Guten Morgen, hier ist Ihr Verkehrsservice. Es ist alles im Fluß.“ Lassen wir unseren Emotionen ohne Moralwertungen und ohne falsche Ängste freien Lauf, so sind wir im Fluß, fließen mit dem Strom des Lebens. Gefühle sind der Motor des Lebens, sie bewegen uns dazu, etwas zu verändern, uns zu verändern, aber auch, uns durchzusetzen.

Schockerlebnisse

Bei Schockerlebnissen strömt eine riesige Gefühlswelle durch uns hindurch, die im Moment das System völlig überlastet. Sie wird in der PE 2 gespeichert. Mit Reiki können solche Gefühle ins Bewußtsein kommen und wieder in Fluß gebracht werden. Schockerlebnisse können große Behinderungen auf dem Weg zum Glück sein, sie sind jedoch auch Herausforderungen.

Keimdrüsen

Die Drüsen, die der PE 2 zugeordnet sind, sind die Keimdrüsen. Die Anziehungskraft der Geschlechter und die daraus resultierende Befriedigung werden durch die Hormone der Keimdrüsen beeinflußt.

Körperliche Probleme

Körperlich zeigen sich Probleme der PE 2 im Urogenitalsystem, den Nieren, der Haut, den Armen und allem Flüssigen im Körper. Auch allergische Reaktionen sind ganz eng mit der PE 2 verknüpft.

Psychischer Bereich

Im psychischen Bereich zeigt sich hier die Anpassungsfähigkeit an den Fluß und die Rhythmen des Lebens. Nicht nur eine gewisse Flexibilität, sondern auch das Leben mit Rhythmen wie Tag und Nacht, Sommer und Winter, Arbeit und Ruhe erfordern Anpassung. Festhalten an dem, was wir uns in den Kopf gesetzt haben, macht uns steif, sinnlos, verkrampft und krank. Reiki lehrt: „Sei lebendiger, fließ mit."

Die 2. PE mit Reiki zu versorgen, hilft bei folgenden Themen:

- *Welche Quellen der Freude genutzt werden und wie.* In jedem Moment und an jedem Ort liegen auch für Sie Quellen der Freude, mit Reiki sind Sie leichter zu finden.
- *Ob passende Partner für verschiedene Bereiche in mein Leben gezogen werden.* Sie dürfen mehr Menschen um sich sammeln, die Ihnen gut tun. Nicht solche, die Ihnen Honig um den Mund schmieren, sondern welche, die Ihnen als wahre Freunde auch mal die Meinung sagen.
- *Ob man dem Körper die Kontrolle über die Sinnlichkeit überlassen kann.* Genau dafür ist der Körper ja da. Die Reiki-Behandlung an sich ist schon ein sinnliches Erlebnis. Verwirklichen Sie danach Ihren Wunsch, diese Sinnlichkeit ein Stück mit in den Alltag hinein zu nehmen.
- *Wie mit den Bedürfnissen des Körpers umgegangen wird.* Das Körperbewußtsein tritt mit der

Reiki-Praxis immer mehr ans Licht, und damit auch seine Bedürfnisse. Sie müssen allerdings noch ein wenig die alten Gewohnheiten ablegen...

Der Beckenbereich ist in westlichen Kulturen häufig ein stark blockierter Bereich. Die Sexualität zum Beispiel wird oft nur hinter verschlossenen Türen gelebt. Doch ist die PE 2 die 2. Vitalquelle, nicht nur die Nahrungsaufnahme verschafft uns Kraft, sondern auch die Lust, im besonderen Sex.

Störungen in PE 2

Störungen in PE 2 können sich in Frigidität, sexuellem Mißbrauch, Unsicherheiten oder Spannungen zum anderen Geschlecht, Unlust bei der Arbeit, bei der Nahrungsaufnahme, in der Freizeit, aber auch in Gefühlskälte, Minderwertigkeitsgefühl und einem tristen, langweiligen Leben äußern.

Erfolge durch Reiki

In PE 2 gibt es aufgrund der vielfältigen anerzogenen Schamgrenzen fast immer etwas zu lernen. Bringt Reiki hier wieder Bewegung hinein, so ist ein großer Schritt zum Wachstum getan. Es macht ungemein frei, von den Eltern und anderen einflußreichen Personen übernommene Moral- und Verhaltensvorstellungen über Sexualität, Lust und Spaß im Leben abzulegenn und eigene Werte zu finden.

3. Persönlichkeitsebene

Macht und Angst

Sie ist zuständig für Macht und Angst, Verdauen und Analysieren, für das logische Denken und die Fähigkeit, individuelle Bedürfnisse zu befriedigen.

In PE 3 geht es darum, Wege zu finden, die Bedürfnisse und Kräfte der ersten beiden Persönlichkeitsebenen zu befriedigen. Die Frage lautet: „Wie (kann ich mich durchsetzen / werde ich glücklich)?“ Es geht also um die individuelle Lebensgestaltung.

Individuelle Lebensgestaltung

Gesellschaftliche und persönliche Identifikation

Die PE 3 ist der Ort, in dem die gesellschaftliche sowie persönliche Identifikation liegt bzw. wo man versucht, sich diese durch persönliche Kraft, Macht und Leistung oder Anpassen zu bestätigen.

Erst durch die Möglichkeit, die Dinge auseinanderzunehmen und sie im einzelnen zu betrachten, können wir auch Einfluß auf sie ausüben, wir können die Welt in unserem Sinne gestalten.

Körperliche Organe...

Körperlich gehören der Magen, das Verdauungssystem, die Leber (in Verbindung mit PE 1), das vegetative Nervensystem, die Gelenke und die Bauchspeicheldrüse zur PE 3. Diabetes und Magenprobleme sind direkt der PE 3 zugeordnet. Zuviel Magensäure z. B. weist darauf hin, daß man sauer auf das Leben ist, wie es zur Zeit läuft.

... und Probleme

Reiki hilft dabei, neue Wege zu finden, um nicht mehr sauer zu sein.

Psychischer Bereich

Auf der psychischen Ebene ist folgendes interessant:

- *Die Macht sollte zur Mitgestaltung am Ganzen eingesetzt werden*, denn dafür ist sie da, und dafür sind wir hier. Reiki hilft dabei, Ängste und Schwächen, die zu Machtmißbrauch führen, zu heilen.
- *Ängste sollten als Ratgeber angenommen werden.* Nur so machen sie Sinn und sind wertvolle Diener.
- *Jeder ist seines eigenen Glückes Schmied* und dafür steht jedem das Nötige zur Verfügung, bzw. er kann es sich recht mühelos aneignen. So wie Sie sich Reiki aneignen können.
- *Es ist in Ordnung, sich für Fülle und Reichtum einzusetzen.* Warum sich nicht Verstärkung holen und Reiki nutzen?

In esoterischen Kreisen wird viel davon gesprochen, sich vom eigenen Ego zu trennen. Dieses Ego wird häufig in den Qualitäten der PE 3 gesucht. Doch loswerden kann man diese nicht, dann funktioniert das System, der Mensch nicht mehr.

> In der PE 3 geht es mehr darum, seine eigenen Bedürfnisse und den Einsatz für deren Befriedigung im Sinne des Ganzen zu sehen und zu gestalten.

4. Persönlichkeitsebene

Liebe, Gefühl und Einheit

Sie hat als zentrales Lebensthema Liebe, Gefühl und Einheit. Die Entwicklung dieser Fähigkeiten ist erst durch Stabilität in PE 3 möglich. Es genügt nicht zu sagen, „Ich liebe ... (Euch alle)", es ist wichtig, sich erst selbst zu finden, um sich dann auch den anderen (Einflüssen) wirklich liebevoll öffnen zu können. Erst wenn wir mit anderen mitschwingen und mitfühlen können, können wir darin auch wiederum als eine Art Spiegel uns selbst und den Sinn der Schöpfung erkennen.

Hingabe an unsere Lebensaufgabe hängt mit dem Herzen zusammen: „Mit vollem Herzen dabei sein."

Herz

Das Herz ist ein Organ, das der PE 4 zugeordnet wird. Mit der Liebe ist es wie mit dem Wasser: Es fließt immer weiter und füllt alle Stellen, durch die es fließt. Es scheut vor keinem Sturz zurück und verliert wiederum durch nichts seine eigene Art.

Liebe fließt wie Wasser

Es geht darum, was wir glauben und welche Überzeugungen, Werte und Wertungen wir haben, denn diese behindern uns, uns selbst und unsere Umwelt vorbehaltlos anzunehmen.

Werte und Wertungen

Probleme in PE 4 sind häufig damit verbunden, daß man um Anerkennung buhlt. „Ich muß mich so und so verhalten, sonst werde ich nicht geliebt." „Ich muß viel arbeiten, sonst bekomme ich keine Anerkennung."

Psychische Probleme

Erst wenn unsere Wurzeln gefestigt sind, können wir uns im Spiegel der Welt betrachten und annehmen. Erst dann sind wir von Liebe erfüllt. Erst das vorbehaltlose Annehmen bringt uns das Gefühl der Einheit. Wir fühlen uns eins mit ... (allem?).

Für PE 4 gibt es folgende Grundsätze:

- *„Alles in mir ist schön und liebenswert."* Mit Reiki lernen Sie, sich selbst zu lieben. Während der Reiki-Behandlung spüren viele, wie sehr sie angenommen werden.
- Aller Haß, den Sie hegen, richten Sie letztendlich gegen sich selbst. Reiki hilft, zu verzeihen.
- *Lieben kann man nie genug.* Mit Reiki lernen Sie, sich selbst zu lieben, darum ist es dann auch keine

Schwierigkeit mehr, andere ins Herz zu schließen.

- Sie sollten nur Regeln in Ihrem Leben akzeptieren, die Ihnen dabei helfen, Ihre Liebe und Ihr Mitgefühl zu steigern.
- *Lernen Sie, über sich selbst zu lachen.* Es macht nicht nur Spaß, sondern auch das Leben leichter. Wer so richtig aus dem Herzen heraus lachen kann, der kann ebenso gut lieben.

Bauchspeichel- und Thymusdrüse

Die Organe der PE 4 sind neben dem Herzen Teile der Bauchspeicheldrüse mit der Insulinproduktion, um die Nahrung auf-/annehmen zu können, und die Thymusdrüse, die eine nicht unbedeutende Rolle im Immunsystem spielt. Die Thymusdrüse schult die Abwehrzellen, welche Eindringlinge aufnehmen, um den Organismus zu schützen.

Gesellschaftlich sind die Personen hoch angesehen, die – anscheinend aus Mitgefühl – nahezu eine Selbstaufopferung zeigen. Ich denke da gerade an Mutter Teresa, die Ihre volle Kraft den karitativen Unterstützungen gewidmet hatte.

Zuerst den Geist heilen

Auch Mikao Usui soll Reiki an viele Bettler und Arme weitergegeben haben. Die Wertschätzung, die er durch seine Bemühungen erfuhr, war für ihn jedoch so niederschmetternd, daß er die Regel „Zuerst heile den Geist“ in das Reiki-System einbaute.

Mit Heilung des Geistes ist gemeint, den Klienten erst einmal wieder ans Herz zu legen, die Verantwortung für das eigene Leben und Glück zu übernehmen. Die Bettler, denen Usui half, gesund zu werden und Arbeit zu bekommen, waren nach kürzester Zeit wieder dort, wo er sie gefunden hatte. Betteln ist manchmal einfacher als selbst für sich zu sorgen, aber wohl nicht erfüllend.

5. Persönlichkeitsebene

Kommunikation, Kreativität, Selbstverwirklichung

Das zentrale Lebensthema der PE 5 ist Kommunikation, Kreativität als Selbstausdruck und Selbstverwirklichung. Diese Ebene ist die Schaltstelle zwischen Kopf und Rumpf, zwischen dem Emotionalen und dem Rationalen. Die Inhalte der anderen Persönlichkeitsebenen werden hier nach außen gebracht. „Ich zeige, was in mir steckt.“

I Ging

Im *I Ging*, einem sehr alten chinesischen Weisheitsbuch, ist zu lesen: „Schwierigkeiten und Hemmnisse werfen den Menschen auf sich selbst zurück. Während aber der Gemeine die Schuld draußen bei anderen Menschen sucht und das Schicksal anklagt, sucht der Edle den Fehler in sich selbst, und durch dieses In-sich-Gehen wird die äußere Hemmung für ihn ein Anlaß, nach innerer Bereicherung und Bildung zu streben.“

Man muß sich annehmen

Dieses edle Verhalten ist erst möglich, wenn man sich – wie in PE 4 beschrieben – annehmen kann. Äußere Einflüsse bzw. Reaktionen anderer auf das, was man selbst nach außen bringt, sind nicht immer erfreulich. Probleme in PE 5 lassen oft den richtigen Ton verfehlen. Es erscheint einfacher, den anderen die Schuld (zurück) zu geben, als sich selbst zu überprüfen. Keine Angst, Sie verlieren sich selbst nicht dabei, Sie finden sich.

Das Innerste nach außen bringen

Um sich selbst kennenzulernen, aber auch, damit die anderen die Möglichkeit haben, mehr von sich zu erfahren, ist es also wichtig, daß man sein Innerstes nach außen bringt. Tun Sie dies nicht, so verwehren Sie sich und anderen eine große Chance.

> Niemand kann sein, wie Sie sind. Niemand kann die Erfahrungen machen, die Sie machen. Sie sind einzigartig. Entdecken und zeigen Sie Ihre Einzigartigkeit.

Körperliche Organe

Der PE 5 werden der Hals, der gesamte Sprechapparat, Nacken und Schultern, die Lunge und die Schilddrüsen zugeordnet. Probleme in diesen Bereichen und Organen hängen immer auch mit PE 5 zusammen. Zusammengefaßt läßt sich sagen:

Psychischer Bereich

- *Man muß sich, so wie man ist, nach außen bringen, um zu lernen.* Reiki verschafft den Mut dazu und gibt reichlich Antrieb, die Lernschritte auch zu vollziehen.
- *Man kann und sollte seine Kreativität ständig ausdrücken*, um an dem großen Kunstwerk der

Schöpfung mitzuarbeiten. Dazu ist die Liebe des Herzens (PE 4) nötig, zum einen zu sich selbst und zum anderen zur Umwelt und zur Schöpfung.

- *Es gibt viele Möglichkeiten, sich auszudrücken:* Körperhaltung, Worte, Gesten, Singen, Tanzen, Lachen, Malen, Basteln, Musizieren, Gestalten... All dies läßt sich mittels Reiki mit noch mehr Freude verbinden und durch noch mehr Eingebungen und Ideen bereichern.
- *Das Ausleben der PE 5 führt zu einem erfüllten Leben.* Denn erst, wenn Sie sich einbringen in den großen Plan, werden Sie Ihren Platz finden, und nur dieser macht Sie wirklich glücklich.
- *Sich auszudrücken heißt, etwas zu tun.* Wer etwas tut, der handelt und kann somit gewinnen, aber auch Fehler machen. Beides kann dazu verhelfen, mehr Selbstvertrauen zu bekommen. „Ich lerne aus meinen Fehlern."
- *Ich kann nur durch diese Hingabe an meinen Ausdruck auch anderen dabei helfen,* glücklicher und ganzer zu werden.

Behandlungserfolge mit Reiki

Wird PE 5 mit Reiki versorgt, indem einfach die Hand an diese Stelle gehalten und evtl. leicht bewegt wird, so fällt es leichter, blockierte Energie auch aus anderen Bereichen loszulassen und nach außen zu bringen. Sie können besser artikuliert oder über andere kommunikative oder kreative Kanäle veräußert werden. Körper und Geist können wieder richtig zusammenarbeiten, und es wird mehr Entspannung möglich. Ich glaube, daß auch Sie ein sehr kreativer Mensch sind, der zur Evolution unseres Planeten ein gutes Stück beizutragen hat. Vergeuden Sie Ihre Talente nicht.

6. Persönlichkeitsebene

Erkenntnisse des eigenen Wegs und Fähigkeit der Organisation

Sie zeigt die Erkenntnis des eigenen Wegs, des Lebenssinns und die Fähigkeit der Organisation und Zusammenführung einzelner Teile, wie Organe, Körperteile, Zellen usw.

Ohren, Nase und Augen

Ohren, Nase und Augen sind die Organe der PE 6. Es sind Wahrnehmungsorgane, die uns nicht nur mitteilen, ob Gefahr im Verzug ist, sondern ebenso darauf aufmerksam machen, ob wir uns auf dem rechten Weg befinden.

Hypophyse

Die Hypophyse (Hirnanhangdrüse) als endokrine Drüse regelt auf körperlicher Ebene das, was PE 6 im Geistig-Seelischen steuert: die Organisation und Zusammenarbeit aller Teile, zum Wohle des Ganzen. So wie die Hypophyse Herrin der anderen Drüsen ist, so beherrscht und lenkt eine weise Königin ihr Volk und so führt ein Dirigent sein Orchester. Ein harmonisches und erfolgreiches Zusammenspiel entsteht.

Harmonisches und erfolgreiches Zusammenspiel

Wird PE 6 mit Reiki gestärkt, so können die bei anderen Handpositionen durch Reiki frei werdenden Energien in die richtigen Bahnen gelenkt werden.

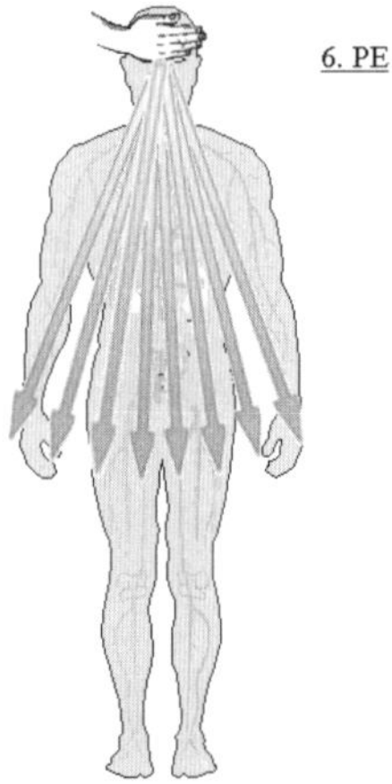

PE-6-Energien

Begeisterung kann aufkommen

Mit den Eigenschaften von PE 6 kann Begeisterung aufkommen, denn es ist möglich, die eigenen Ziele in Übereinstimmung mit anderen zu bringen. Dazu braucht man natürlich noch die PE 5, um die Ideen und Ziele nach außen zu bringen, und PE 4, um dies aus vollem Herzen tun zu können.

Ist PE 6 disharmonisch oder blockiert, so erscheint das Leben sinnlos. Man macht einfach weiter. Doch wohin soll das führen? Auch scheint für viele Dinge

Psychischer Bereich

die Kraft zu fehlen, denn PE 6 fordert diese normalerweise von PE 1.

- *Lassen Sie die Dinge los*, die Ihnen nicht die gewünschte Erfüllung geben. Dies bringt Raum für Sachen, die Spaß machen und zu Erfolg führen. Reiki macht das Loslassen leichter, Sie spüren, wie Sie getragen werden.
- *Machen Sie ruhig mal eine Pause*, um die Dinge wahrzunehmen. PE 6 wird auch als *Erkenntnis-Chakra* bezeichnet. Reiki sorgt ja für das richtige Maß zwischen Spannung / Aktivität und Entspannung / Ruhe.
- *Gehen Sie mit offenen Sinnen und wachem Verstand durch die Welt*, dann bekommen Sie für das, was Sie gerade tun, genau die Anregungen, Informationen und Ideen, die Sie benötigen. Mit Reiki lernen Sie, Ihr Bewußtsein zu schulen, wirklich wach zu sein, aber auch den Verstand wirklich ruhen zu lassen.
- *Der Sinn des Lebens ist gerade in den alltäglichen Pflichten zu finden*. Mit Reiki fällt es Ihnen leichter, Ihren Alltag zu akzeptieren und ihn nicht nur als langweiliges Muß zu absolvieren. Das Leben findet im Alltag statt, nicht in den wilden Phantasien und Abenteuern, die uns die Film- und Werbeindustrie vorspielt. Die täglichen Aufgaben können erfüllend und besinnlich sein. Sie werden erstaunt sein, wie sich Ihre Einstellung zu diesen kleinen Dingen mit Hilfe von Reiki ändern kann.
- *Achten Sie auf die Hinweise und Wegweisungen,* die an Sie herangetragen werden. Sie bekommen damit Richtungsangaben für Ihren Lebensweg. Da Reiki einen Bewußtwerdungsprozeß auslöst, fallen Ihnen diese Lebenshilfen eher auf. Folgen Sie Ihnen, so werden Sie ein glückliches und erfülltes Leben führen können.

Intuitives Wissen und Entscheidungen

Intuitives Wissen und intuitive Entscheidungen hängen ganz eng mit der PE 6 zusammen. Reiki für PE 2 und 6 wird Ihre Intuition stärken. Eine Entscheidung aus dem Bauch (PE 2) heraus ist eher eine Gefühlsentscheidung als eine intuitive (Gefühle entstehen aus Abneigungen und Vorlieben / Intuition ist eine Art instinktives Wissen).

Gefühle müssen verstanden werden

Gefühle müssen jedoch erst verstanden werden, damit intuitive Botschaften klar erkannt werden können.

Störungen in PE 6

Störungen in PE 6 können neben den Erkrankungen und Fehlfunktionen der Organe auch eine gewisse Orientierungslosigkeit sein, wie sie bei dauernder Arbeitslosigkeit oder laufendem Liebespartnerwechsel auftritt. Verehrung von Idolen und Fanatismus („Ich will so sein wie ...“), wie die oben beschriebene Null-Bock-Einstellung, sind vergleichbar orientierungslose Zustände. Entwickeln Sie Ihre PE 6, um Ihren eigenen Weg wieder zu finden und das Leben besser organisieren zu können.

7. Persönlichkeitsebene

Es gibt noch eine 7. Persönlichkeitsebene, die direkt über dem Kopf ausstrahlt, diese spiegelt jedoch den Zustand der unteren sechs im gesamten wider. Für den Laien ist eine Behandlung der PE 7 mit Reiki nicht sinnvoll, da im Prinzip alles mit den unteren sechs erreicht werden kann.

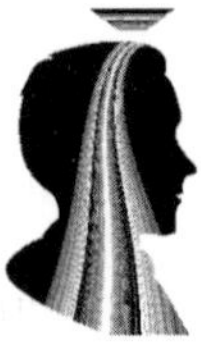

Reiki-Kanal

Die Funktionskreise der Persönlichkeitsebenen

Bei diesen 6 Persönlichkeitsebenen treten verschiedene Funktionskreise auf, die auch entsprechend mit Reiki behandelt werden können.

Zum einen lassen sich die drei Gruppen 1–2, 3–4 und 5–6 definieren (wobei die Zahlen mit der entsprechenden PE übereinstimmen):

Verbindung zum inneren Kind

- Die Gruppe 1–2 ist eng verbunden mit dem inneren Kind, sie steht außerdem für Dinge, die für das materielle Überleben unbedingt notwendig sind.

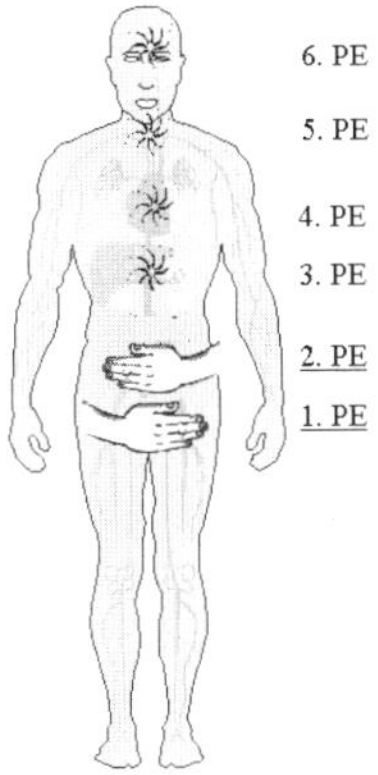

PE 1–2

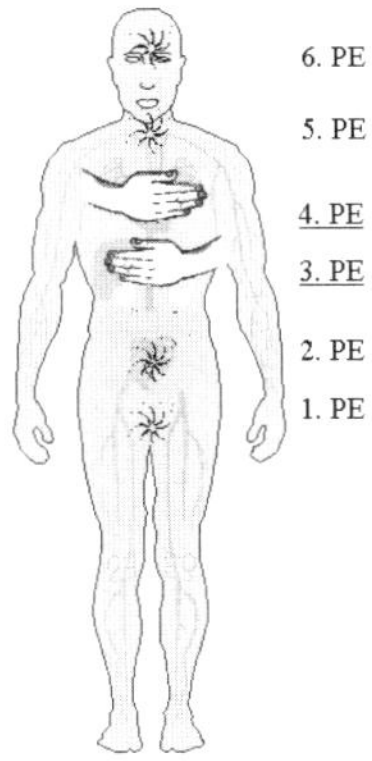

PE 3–4

- Die Gruppe 3–4 spiegelt einen Teil des mittleren Selbst, sie zeigt die Funktionen, die zur Entfaltung der menschlichen Eigenschaften notwendig sind.

Spiegelung des mittleren Selbst

- Die Gruppe 5–6 ist eng verknüpft mit dem hohen Selbst. Sie beinhaltet Funktionen, die es ermöglichen, sich im Sinne des Ganzen zu erkennen und zu entfalten.

Verknüpfung mit dem hohen Selbst

Diese Gruppen können auch jeweils für sich (mit je-

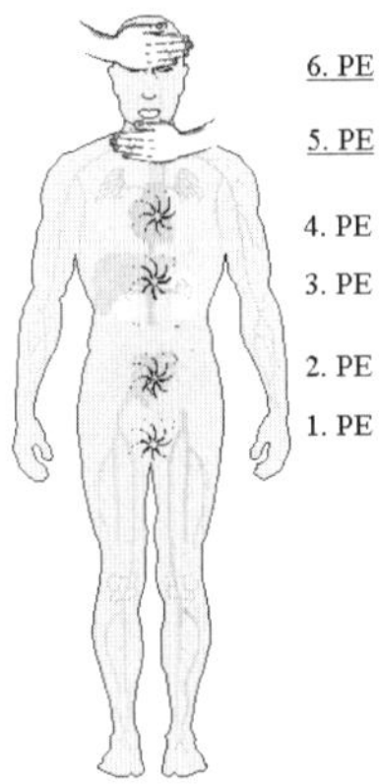

PE 5–6

Mit Reiki versorgen

der Hand eine Persönlichkeitsebene) mit Reiki versorgt werden.

Zum einen wird dadurch der Kontakt zu dem entsprechenden Selbst gestärkt, wodurch der Mensch an sich schon ein Stück ganzer wird.

Zum anderen lassen sich damit sehr gut Energiedefizite, die sich aus einem Fehlverhalten heraus ergeben, beheben.

Die Gruppen bauen aufeinander auf

Eine Gruppe baut auf die andere auf. Wird die 1. Gruppe nicht akzeptiert und geliebt, so kann es keine Entwicklung in der 2. geben, dann wird sich auch nichts auf der 3. tun, und es ist schließlich auch kein Kontakt mit dem möglich, was allgemein Gott genannt wird, was über dem Menschen steht.

> Gruppe 1–2 ist somit die Basis für die nächste, nämlich für 3–4. Diese wiederum ist notwendig für 5–6 und diese wiederum für die sogenannte Gotterfahrung. Alle drei zu leben, heißt glücklich sein.

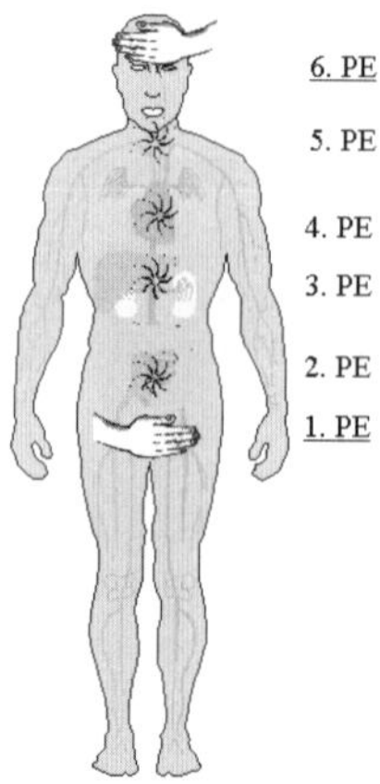

PE 1–6

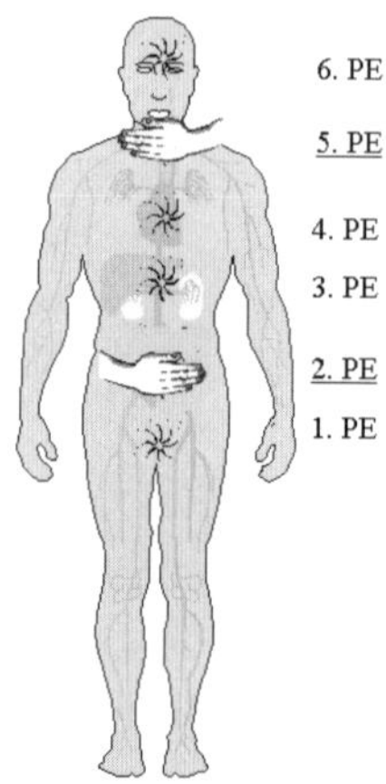

PE 2–5

Standardbehandlung für die Persönlichkeitsebenen

Weitere Funktionskreise sind 1–6, 2–5 und 3–4. Auch diese Gruppen lassen sich sehr gut mit Reiki bearbeiten, dies ist sogar die Standardbehandlung für die Persönlichkeitsebenen, der allgemeine Energieausgleich.

Viele Reiki-Freunde versorgen sich so vor dem Schlafengehen oder vor dem Aufstehen mit Reiki, um besser einschlafen zu können oder den Tag leichter zu beginnen.

Eigene Persönlichkeit mit Reiki unterstützen

Gleichzeitig ist es sehr einfach, die Entwicklung der eigenen Persönlichkeit mit Reiki zu unterstützen. Regelmäßigkeit versetzt – wie schon beschrieben – Berge.

Gruppe 1–6

Die Gruppe 1–6 zeigt unter anderem, ob wir den Sinn (6) des kämpferischen Überlebens (1) erkennen. PE 6 fordert von PE 1 Energie, wenn dies auf dem Lebensweg sinnvoll ist. Ein Energiemangel ist deshalb oft ein Mangel an Lebenssinn.

Gruppe 2–5

Von Gruppe 2–5 hängt ab, mit wieviel Spaß und Freude (2) wir uns selbst kreativ in dieser Welt ausdrükken (5). Indem wir unsere Gefühle (2) ausdrücken (5), können wir Beziehungen (2) aufbauen. Der Kontakt zu anderen Menschen läßt sich nämlich erst über Emotionen herstellen.

Gruppe 3–4

Die Gruppe 3–4 zeigt, wie gut unsere innere Abgrenzung funktioniert und wie wir uns, als für das Ganze wichtigen Teil, mit erschaffend einbringen. Durch den Mechanismus der inneren Abgrenzung wird es uns erst möglich, uns mit den äußeren Einflüssen auseinanderzusetzen, um dadurch das für uns Wichtige liebevoll zu integrieren, anstatt es einfach von uns zu weisen. Es geht also darum, die eigenen Bedürfnisse (3) zu erkennen und diese dann anzunehmen (4). Im Prinzip lassen sich alle äußeren Einflüsse für das Durchsetzen der Individualität nutzen. Allerdings nur im ganzheitlichen Sinne und nicht zum Machtmißbrauch.

Dann gibt es noch die *abgebende* und die *annehmende Unterteilung*:

Abgebende Persönlichkeitsebenen

- PE 1, 3 und 5 sind abgebend, d. h., sie bringen ihre Inhalte nach außen, in die Welt. Sie sind wichtig, um etwas loslassen zu können, aber auch, um sich selbst verwirklichen zu können. Die linke Hirnhälfte, die rechte, gebende Hand bzw. allgemein die rechte Körperhälfte lassen sich dieser Sequenz zuordnen.

Annehmende Persönlichkeitsebenen

- PE 2, 4 und 6 dagegen nehmen Einflüsse auf bzw. an. Äußere Einflüsse sind das, was uns anregt, uns zu entwickeln. Dieser Sequenz entsprechen auch die rechte Hirnhälfte, die linke, nehmende Hand und allgemein die linke Körperhälfte.

Mit sich selbst läßt es sich schon mal schnell zufrieden sein, aber der Ärger mit den anderen, mit der Umwelt macht uns zu schaffen. Es ist leichter, den anderen die Schuld für unser Unglück zu geben, als sich selbst Fehler eingestehen und ändern zu müssen. Doch erst diese Herausforderung zu meistern, fördert das persönliche Wachstum.

Störungen in den Persönlichkeitsebenen

Eine Störung in einer der unteren Persönlichkeitsebenen wirkt sich sehr häufig auch auf die oberen der gleichen Sequenz aus. Eine Blockade in PE 1 zum Beispiel wird Probleme in PE 3 und 5 mit sich ziehen, ein Problem in PE 2 zeigt sich oft auch in PE 4 und 6. Dies ist gut zu wissen, denn habe ich das Problem, mich richtig auszudrücken oder darzustellen (PE 5), so kann die Ursache durchaus in PE 3 oder sogar 1 liegen.

Versorgung aller Persönlichkeitsebenen mit Reiki

Ganz einfach wäre natürlich, alle Persönlichkeitsebenen in die Reiki-Behandlung einzubeziehen, und es spricht auch überhaupt nichts dagegen, im Gegenteil: Werden alle 6 Persönlichkeitsebenen mit Reiki versorgt, so läuft der Lösungs- und Heilungsprozeß noch harmonischer ab.

Das Wissen um die Persönlichkeitsebenen und das Bewußtsein, in welchem zentralen Lebensthema der zur Heilung nötige Entwicklungsschritt zu tun ist, sind eine große Hilfe, diesen Schritt zu erkennen und letztendlich auch zu wagen. Für mich macht es das ganze leichter, wenn ich weiß, in welchem Bereich ich mich verändern muß. Dann kann ich Reiki auch genau für dieses Ziel einsetzen, Heilung und Entwicklung werden müheloser.

Hilfe durch Kinesiologie

Darum ist es besonders hilfreich, wenn Ihnen Ihr Reiki-Lehrer im Seminar eine einfache Technik zeigt, mit der Sie herausbekommen, bei welchen Persönlichkeitsebene Sie zur Lösung eines Problems ansetzen können. Zum Beispiel kann die Kinesiologie wun-

derbar für diese Zwecke genutzt werden, aber auch Orakelsets, wie die Chakra-Energiekarten, sind phantastische Hilfsmittel dafür.
Doch schon die Methode des intuitiven Reiki, sich im Geist mit dem Problemthema während der Reiki-Ga-ben zu befassen und die mit der Zeit wachsende Feinfühligkeit der Hände lassen klare Rückschlüsse zu. Eine andere Möglichkeit besteht darin, nachzuschlagen, zu welcher Persönlichkeitsebene die betroffenen Körperbereiche bzw. Themen gehören.

Viel hilft nicht viel

Techniken kombinieren

Natürlich lassen sich die verschiedenen Techniken auch untereinander kombinieren. Lokales Reiki läßt sich gut mit einer passenden Reflexzonenbehandlung verbinden oder in eine Ganzbehandlung einbauen. Die Reiki-Kur kann auch mit oder als PE-Behandlung durchgeführt werden, intuitives Reiki könnte auch auf die Persönlichkeitsebenen beschränkt werden. Der Kreativität sind mal wieder keine Grenzen gesetzt.

Frage nach Sinn der Effektivität

Doch die Frage nach dem Sinn und der Effektivität sollte bestehen bleiben. „Viel hilft viel" ist eine Formel, die auf Reiki nicht paßt.

Gezielt arbeiten

Arbeiten Sie lieber gezielt und mit ein wenig Ausdauer. Es ist nicht wichtig, daß man ein Feuerwerk an Erlebnissen während der Behandlung hat. Im Gegenteil, diese Erlebnisjagd ist von vorneherein zum Scheitern verurteilt, man will mehr, mehr, mehr. Eher früher als später wird dieses „Konsumglück" zusammenbrechen. Durchaus vergleichbar mit einem Kaufrausch, kann es auf Dauer nicht glücklich machen.

Passendes Maß an Energieversorgung finden

Wenn Sie sehr viel mit Reiki arbeiten, zum Beispiel mehrere Stunden täglich, so wird diseses viele Gute Sie auch dazu bewegen wollen, sich im gleichen Maße dem Fluß des Lebens anzupassen. Heftige Veränderungen können von Ihnen abverlangt werden. Finden Sie ein für sich selbst passendes Maß an Energieversorgung, ein Maß an Veränderung, mit dem Sie umgehen können.

Mit Reiki spielen

Ich bitte Sie, mit Reiki zu spielen und das, was es bewirkt, ernst zu nehmen. Wenn Sie bei der Behandlung nach diesem Lustprinzip vorgehen, werden Sie Ihren Spaß mit Reiki beibehalten und die Erfolge, die Sie erzielen, feiern können. Ergreifen Sie Ihre Chancen, Reiki wird Ihnen dabei helfen.

Anwendungsbeispiele

Aufgrund der umfassenden Wirkung, die Reiki ausübt, der Vielfalt der Krankheiten und Probleme, die Menschen haben können, und der Tatsache, daß sicher verschiedene Reiki-Techniken zur Lösung bzw. Heilung eines Falls eingesetzt werden können, ist es müßig, ausführliche Behandlungsabläufe in einem sogenannten therapeutischen Index detailliert zu beschreiben.

Anleitungen sind eine Art Hilfe

Die weiter unten folgenden „Anleitungen" verstehen sich deshalb eher als eine Hilfe, um sich eine individuelle Lösung selbst zusammenstellen zu können. Das ist mit Reiki recht einfach.

Örtlich Begrenztes wird dort behandelt

Örtlich Begrenztes wird auch dort behandelt, d. h., die Hände werden dort aufgelegt oder – bei offenen Wunden – darübergehalten. Zusätzlich können über die Reflexzonen „Sonderpositionen" entwickelt werden.

Vorhandene Kenntnisse

Kennen Sie sich schon ein wenig mit den Energiebewegungen im Körper aus oder wissen aus anderen medizinischen Ausbildungen (Krankenschwester, MTA, Rettungssanitäter), welche Organe im Körper mitbetroffen sein können, so fließt dieses Wissen selbstverständlich mit in Ihre Reiki-Behandlung ein.

Schock

So ist es zum Beispiel so, daß bei jedem Unfall ein gewisser *Schock* vorliegt. Neben den Erste-Hilfe-Maßnahmen und evtl. dem Informieren des Rettungsdienstes ist es sinnvoll, die Nieren mit Reiki zu versorgen. Dies hängt u. a. damit zusammen, daß sie mitverantwortlich für den Blutdruck sind. Die Reflexzonen der Nieren an den Fußsohlen und ein paar andere wichtige Reflexzonen werden von der Fußmitte bis über die Zehen mit Reiki versorgt, damit der Betroffene es leichter hat, wieder „herunter zu kommen“. Auch den Magen und die 3. PE in einem Schockfall mit Reiki zu versorgen, wäre gut, da so die Verdauung des Geschehenen unterstützt und die aufgestauten Ängste abgebaut werden können.

Angst

Bei *Angst*, auch allgemein gesehen, verkrampft der gesamte Bauch, die 3. Persönlichkeitsebene kann die Eindrücke nicht mehr verarbeiten. Ängste hindern uns, unsere Entscheidungen aus dem Bauch heraus zu fällen. Sie behindern die Intuition und können einen dadurch auf dem Weg zu den eigenen Bedürfnissen ganz schön in die Irre leiten.

Ängste sollten einen Platz als Ratgeber einnehmen, von wo aus sie uns durchaus beschützen können. Doch zum Beispiel die Angst, jemand Fremden anzusprechen, wenn Sie dringend eine Information benötigen, wird Sie in den allermeisten Fällen nur behindern. Sie ist noch ein altes Schutzverhalten, das unsere Eltern uns eingeprägten, damit wir als Kinder nicht zu Schaden kommen. Ein angstbestimmtes Leben ist ganz schön krampfig.

Mit Reiki für Magen und PE 3 und mit allgemeinem Energieausgleich der Persönlichkeitsebenen können Ängste leichter erkannt und abgebaut werden. Aber natürlich können auch intuitives Reiki oder die Reiki-Ganzbehandlung Ängste nach und nach ins Bewußtscin bringen, um sie dann loszulassen.

Allergien

Allergien sind eine weitverbreitete Zivilisationskrankheit. Bei den Naturvölkern war dieses Krankheitsbild nicht zu finden, bis der „Reichtum der Zivilisation“ in Form von denaturierter Nahrung, fremden Umwelt- bzw. Industrieeinflüssen und einer unnatürlicheren Lebensweise auch dort Einzug fand. Mit Reiki kann die Heilung einer Allergie unterstützt werden. Ich empfehle zusätzlich, auf passende Nahrungsergänzungsmittel und naturheilkundliche Betreu-

ung zu achten, wenn nicht sogar ein Lebensberater oder Psychotherapeut die Psychosomatik hinter der Allergie abklären sollte.
Zu Beginn und in regelmäßigen Wiederholungen sollte eine Reiki-Kur angesetzt werden. Dann kann sehr gut mit dem intuitiven Reiki gearbeitet werden, mit der Frage „Wo soll ich mir die Hände auflegen, um meine xy-Allergie zur Heilung zu bringen?"
Gut ist auch Reiki für die 2. Persönlichkeitsebene und deren Energieausgleich mit den anderen PE, besonders der 5., um Kopf und Körper wieder zusammen zu bringen. Bei einem akuten Fall ist das lokale Reiki angezeigt.
Blutdruckprobleme gibt es vorrangig zwei, den zu hohen und den zu niedrigen Blutdruck.

Bluthochdruck

Der *Bluthochdruck* ist ein Zeichen ständiger Anspannung, die Aggressionen können ihrem natürlichen Lauf nicht folgen. Die Leber wäre dafür bevorzugt zu behandeln, ebenso die 1. und 3. PE, um die inneren Konflikte zu lösen und die bereitstehende Energie endlich für die anstehenden Aufgaben einsetzen zu können.
Als Vorbereitung, damit das durch Reiki freigesetzte Potential auch wirklich konstruktiv genutzt werden kann, ist die 1. Position der Ganzbehandlung – beide Hände auf das Gesicht gelegt – und die Versorgung der 5. PE, als Ausdrucksorgan, zu empfehlen.

Niedriger Blutdruck

Niedriger Blutdruck zeugt eher von Energielosigkeit als von einem Überschuß. Es fehlt die Kraft, etwas durchzusetzen bzw. sich standhaft genug für etwas einzusetzen.
Reiki neben der Wirbelsäule und auf den Schulterblättern sowie auf dem Kreuzbein (1. PE), wird helfen, die Verantwortung für das eigene Leben übernehmen zu können, die eigenen Gefühle wahrzunehmen und wieder genug Kraft zur Verfügung stellen.
Gut ist zum Abschluß auch hier die Fußreflexzonenbehandlung, um den eigenen Weg auch leichter gehen zu können und evtl. auftretende Heilreaktionen abzufangen.

Durchfall

Durchfall hilft, schlecht Verdautes oder Unverdau-

bares möglichst schnell wieder loszuwerden. Nicht nur körperlich gesehen, auch die Psychosomatik des Volksmundes „jemand hat Schiß“ oder „ich mache mit vor Angst in die Hosen“ zeigt, daß Durchfall oft mit unverdauten Eindrücken einhergeht, also im Grunde ein Angstproblem ist.
Die Leber, der Darm, der ganze Oberbauch mit seinen Verdauungsorganen sowie der Unterbauch-/Beckenbereich mit den Ausscheidungsorganen und Energieversorgungsebenen (PE 1 und 2) sollte mit Reiki unterstützt werden. Unterm Bauchnabel liegt unser Mittelpunkt, der im Japanischen *Hara* genannt wird. Ist das Hara mit reichlich Reiki versorgt, fällt es leichter, in die eigene Mitte zu kommen. „Was kann einen schon umhauen, wenn man in seiner Mitte ist?“

Hara

Kraftzehrende Krankheiten gehen schon mal schnell „an die Nieren“, also spätestens dann auch diese mit Reiki unterstützen, damit sie die nötige Kraft liefern können.

Frieren

Frieren ist ein Problem, mit dem zumeist Frauen zu kämpfen haben. Ich meine nicht das Frieren bei einer Unterkühlung, sondern das ständige Frösteln mit kalten Füßen und sogar Händen. Das Feuer des Lebens scheint diesen Menschen zu fehlen. Für Lebenslust ist die 2. Persönlichkeitsebene zuständig, sie sollte vorrangig mit Reiki versorgt werden. Auch die 1. PE als eine der Vitalquellen sollte regelmäßig Reiki bekommen.
Auf körperlicher Ebene ist die ganze Bauchregion der Ort, der durch die Verstoffwechselung der Nahrung Wärme produziert und zur Verfügung stellt. So kann auch cinc Hand übcr, dic andere unter den Bauchnabel gelegt werden, außerdem die Nieren mit Reiki versorgen und nochmals über die entsprechenden Fußreflexzonen (der Punkt mitten unter jeder Fußsohle) Reiki einziehen lasen.
Bei regelmäßiger Anwendung werden sich die Energiebahnen und -flüsse im Körper wieder normalisieren, die Reikigaben lassen sich nach und nach reduzieren und schließlich ganz absetzen. Bildlich gesehen braucht die Frau, die allgemein betrachtet eher dem

Element Wasser zugeordnet werden kann, das Feuer des Mannes, damit sich ihr Wasser erhitzt. Reiki macht Ihnen auch dieses Bedürfnis bewußter. Sorgen Sie für sich.

Fieber

Fieber ist eine Heilreaktion des Körpers, die nicht unterdrückt, sondern unterstützt werden sollte. Bei sehr hohem oder länger anhaltendem Fieber sind natürlich Maßnahmen zur Senkung unter einen kritischen Wert wichtig.

Bei Reiki-Sitzungen steigt das Fieber oft zuerst noch ein wenig an, um schließlich zu sinken. Die Reiki-Ganzbehandlung ist eine wundervolle Hilfe bei Fieber, aber auch einzelne Positionen, wie der Ausgleich der Hirnhälften, die Versorgung der 1. PE und natürlich wieder die Fußreflexzonenbehandlung mit Reiki, leisten sehr gute Dienste.

Halsschmerzen

Halsschmerzen lassen sich mit lokalem Reiki lindern. Dazu zählt die 5. PE, bitte schlagen Sie bei Bedarf dort noch einmal nach (siehe Seite 107). Die Reflexzonen an den Füßen sind in diesem Fall die großen Zehen von der Spitze bis zum Gelenk.

Ischias

Für *Ischias*-Schmerzen gibt es eine wunderbare Sonderposition der Hände. Eine Hand liegt auf dem Schmerzherd, in der Regel dem Kreuzbein, und die andere Hand wird unter die Hacke am Fuß gelegt (Abb. Seite 96).

Es werden immer beide Beine so behandelt, möglichst wird auch noch der gesamte Beckenbereich mit Reiki versorgt.

Ischiasbeschwerden zwingen dazu, nicht mehr zu gehen. Schwangere in den späteren Monaten werden davon recht häufig überfallen. Der Körper „bewegt“ sie dazu, daß sie mehr auf sich selbst und die zukünftigen Ereignisse achten. Es gilt, nicht mehr davonzulaufen, sondern hinzuschauen. Leichter gesagt als getan, Reiki wirkt jedoch auf dieser Ebene, so daß der „Lernschritt“ nicht so schwierig wird.

Kopfschmerzen

Die Volkskrankheit *Kopfschmerzen* und deren Behandlung mit Reiki hatte ich schon in einem anderen Kapitel beschrieben (s. Seite 33). Es geht darum, die im Kopf gestauten Energien nach unten, wieder in den Fluß zu bringen. Dazu kann es – statt sich die Hände auf den Kopf zu legen – sinnvoller sein, die Reflexzonen an den Füßen oder den verspannten Nackenbereich mit Reiki zu versorgen. Manchmal liegt das Problem sogar im Becken oder in den Knien. Ich selbst hatte dadurch Kopfschmerzen, daß sich meine Gedanken ständig im Kopf sozusagen im Kreise drehten, der Gedankenfluß war überhaupt nicht mehr gegeben. Erst als ich meine mit dem Thema der Gedanken verbundenen Ängste erkannte und mit Reiki meine PE 3 harmonisierte, schwanden die Schmerzen dahin, ich konnte wieder klar denken.

Migräne

Bei *Migräne* werden natürlich andere Anforderungen an die Behandlung gestellt. Ich empfehle dazu eine längere naturheilkundliche Behandlung z. B. mit der klassischen Homöopathie und der Reiki-Kur und spezieller Arbeit mit den Persönlichkeitsebenen als unterstützende und beschleunigende Maßnahme.
Die PE 2 mit dem zentralen Thema der Lust ist bei den meisten Migränepatienten betroffen. Dort einmal genauer hinzuschauen und Reiki dort intensiver anzuwenden, lohnt sich, hinter jeder Krankheit verbirgt sich eine Chance, glücklicher und ganzer zu werden.

Magenbeschwerden

Magenbeschwerden habe ich schon bei PE 3 beschrieben. Es ist jedoch sehr hilfreich, nicht nur den Magen und die PE 3 mit Reiki zu versorgen, auch die Leber, der Darm und das Hara, um wieder in die eigene Mitte zu kommen, sind wichtige Positionen für die Hände.
Ist das Problem hartnäckiger oder chronischer Natur, so hilft es, PE 6 als Organisationstalent regelmäßig mit Reiki zu versorgen. Der Magen sorgt dafür, daß die Nahrung, aber auf einer anderen Ebene auch alle anderen Eindrücke aufgenommen und verdaut werden. „In sich hineinfressen“ oder „ständig herummosern“ sind zwei Aspekte, die sich in Disharmonien in der Magengegend zeigen können.
Eine Überbelastung des Magens entsteht auch, wenn man nicht mehr fähig ist, sich von unverträglichen Dingen abzugrenzen, wenn man alles an sich heranläßt.

Magensäure

Der Magen bereitet die Speisen für die nachfolgenden Organe vor. Seine Säure macht ihn recht aggressiv. Zuviel Säure hat ebenso ihre Folgen wie zu wenig. Streß und Übellaunigkeit können zu zuviel (Magen-) Säure und dadurch zu Magengeschwüren führen. Bei zuwenig Säure liegt uns etwas schwer im Magen. Den meisten Menschen ist der psychosomatische Zusammenhang beim Magen klar. Mit List oder Gewalt läßt sich nicht viel ändern, eine dauernde Diät ist nicht die Lösung des Problems.

Es sollte eine eher dienende Haltung gesucht werden, was nicht bedeutet, sich aufzugeben, sondern was die anderen dazu bewegen wird, sich Ihren Ideen anzuschließen. Ängste sind so nur noch als Ratgeber notwendig, es ist unnötig, sich von ihnen beherrschen zu lassen, es ist unnötig, diese als falschen Machtantrieb zu nutzen.

Müdigkeit

Viele Menschen überfällt nach dem Essen eine gewisse *Müdigkeit*. Diese resultiert daraus, daß die aufgenommene Nahrung nicht sehr reich an Lebensenergie ist. Ändern läßt sich dies durch

- die Umstellung der Ernährung, was heißt, mehr gesunde, frische Kost zu sich zu nehmen anstatt Fastfood und diese durch eine passende Nahrungsergänzung zu unterstützen, und
- durch Reiki, indem entweder dem Essen selbst nach der Zubereitung Reiki gegeben wird und/oder nach dem Essen die Hände auf Magen und Bauch gelegt werden, um die Verdauung mit Reiki anzukurbeln.

Müdigkeit läßt sich am besten kurieren durch Schlaf.

Chronische Müdigkeit

Doch Spaß beiseite, *chronische Müdigkeit* zeugt davon, daß PE 1 und PE 2 im Leben nicht richtig integriert sind. Also ist Arbeit mit den Persönlichkeitsebenen gefragt. Der Körper fordert mit der Müdigkeit den Rückzug vom Alltag, den Rückzug in eine Ruhephase. Schlaf ist die wichtigste Regenerationsphase für Körper und Geist. In Träumen werden viele Eindrücke des Tages verarbeitet. Reiki wird diese Traumphase unterstützen. Sie werden zwar nicht gleich Ihre Träume behalten, aber dennoch wird sich bei konsequenten Reiki-Gaben der natürliche Ausgleich zwischen Schlafen und Wachen wieder einstellen.

Operationen

Operationen sind für das Körperbewußtsein schokkierende Erlebnisse. Reiki für PE 1 und PE 2 vor und nach der Operation und auch die Ganzbehandlung bzw. Reiki-Kur und die Versorgung der Thymusdrüse (siehe PE 4) zur Stärkung der Abwehrkräfte und schließlich Reiki direkt für die Operationsnarbe sind meine Vorschläge.

Kein Reiki während einer Operation!

Während der Operation, die ja in der Regel in Narkose durchgeführt wird, ist von Reiki abzuraten, da Reiki die Entgiftung des Körpers anregt. Die narkotischen Medikamente würden zu schnell abgebaut.

Rheuma

Rheuma ist eine Krankheit, die sich zwar nur in den Gelenken zeigt, aber den gesamten Organismus betrifft. Häufige Ganzbehandlungen sind zur Besserung notwendig, diese können dann noch auf die betroffenen Gelenke ausgedehnt werden. Unbedingt ist eine Umstellung der Ernährung und der regelmäßige Besuch eines Heilpraktikers oder Arztes für Naturheilkunde anzuraten.

Rückenschmerzen

Rückenschmerzen sollten vom Laien nicht direkt auf der Wirbelsäule mit Reiki versorgt werden. Es besteht die Gefahr, daß sich eine gewisse Energie – im esoterischen Fachjargon Kundalini-Energie genannt – disharmonisch ihren Weg bahnt. Jede Menge Komplikationen sind die Folge. Direkt neben der Wirbelsäule kann Reiki die Muskulatur jedoch zur Entspannung bringen und so von den Schmerzen befreien.
In der Regel sind Rückenprobleme jedoch chronisch, weshalb eine therapeutische Begleitung empfehlenswert ist, z. B. die kraniosakrale Therapie; sie wirkt manuell und energetisch auf das schützende und nährende Pulssystem der Hirn- und Rückenmarksflüssigkeit ein.

Schiefstellung der Wirbelsäule

Eine *Schiefstellung der Wirbelsäule* läßt sich nicht mal eben so auf Dauer begradigen, aber es gibt einige gute Maßnahmen, die in Kombination mit Reiki als Selbsthilfe angewandt werden können. Methoden wie Zilgrei, Feldenkrais oder Alexandertechnik werden in

örtlichen Volkshochschul- oder Bildungsstättenkursen regelmäßig und recht günstig angeboten. Literatur dazu gibt es auch in öffentlichen Bibliotheken.
Haben Sie bereits Reiki erlernt, so hilft es, die Mentaltechnik konsequent, d. h. täglich anzuwenden. Eine Heilung hängt davon ab, wie lange das Problem schon besteht. Pro Jahr Krankheit rechnen Naturheilkundler 1 Monat Therapie. Da sich die meisten Rückenprobleme schon in der Kindheit manifestieren, kann eine Heilung entsprechend lange dauern. Vor allem sollten Sie sich überwinden und auch, wenn es mal ein wenig besser ist, daran weiter zu arbeiten.

Schlaflosigkeit

Schlaflosigkeit entsteht, wenn ich die PE 3 überlastet habe, wenn ich zu viele Eindrücke auf mich einwirken ließ und diese nicht mehr filtern konnte. Neben der Behandlung von PE 3 sind auch Reiki-Gaben für das Hara und die PE 1 / 2 sinnvoll. Die Hände können auch auf die Schlüsselbeine gelegt werden. Dort befinden sich Verzweigungen der PE 3, die als Themen Ernährung im übergeordneten Sinn und die Fähigkeit, Verantwortung in einem persönlich passendem Maße übernehmen zu können, ins sich tragen.

Schluckauf

Schluckauf ist eine heftige Reaktion des Zwerchfells. Die Hände werden auf die unteren Rippen gelegt, und der Atem sollte beruhigt werden. Gut ist es, wenn jemand anderes Ihnen Reiki gibt und Sie dabei die Arme nach oben nehmen. Da Schluckauf ein unbewußter Reflex des Körpers ist, der von der Medulla oblongata, dem verlängerten Rückenmark am Übergang von Wirbelsäule zum (Hinter-) Kopf gesteuert wird, hilft es, bei häufigerem Schluckauf auch dort Reiki einziehen zu lassen.

Übergewicht

Übergewicht resultiert meist aus falschen Eßgewohnheiten und/oder psychischen Ursachen. Eine Stoffwechsel- und Drüsenstörung liegt bei nur etwa 3 % der Übergewichtigen vor. Ich halte deshalb die Reikikur für die richtige Methode, aber auch intuitives Reiki ist sehr wichtig, um mehr zu den wahren Bedürfnissen des Körpers zu kommen.
Eine Bekannte nahm ab, indem sie sich jedes Mal, wenn sie vor lauter Frust wieder etwas in sich hinein-

stopfen wollte, die Hände auflegte und sich dabei mit ihrem Frust auseinander setzte.

Zahnschmerzen

Zahnschmerzen können lokal behandelt werden. Rührt der Schmerz von einem Loch im Zahn, so muß dieses natürlich behoben werden. Doch es gibt eine Anzahl anderer schmerzhafter Probleme, bei denen Reiki helfen wird.

Die Reflexzonen der Zähne sind die Zehen, oft hilft die Behandlung an dieser weit entfernten Stelle.

Reiki beim Zahnarzt

Reiki direkt bei der Zahnarztbehandlung hat schon so manchen Zahnarzt verwundert, die örtliche Betäubung will dabei einfach nicht so recht anschlagen. Sind Sie aufgeregt oder ängstlich vor dem Zahnarzttermin, so empfehle ich, diese Ängste mit dem intuitiven Reiki zu lindern. Die lokale Betäubung können Sie dann nach der Behandlung mit lokalem Reiki und Reiki für die Leber und die Nieren schneller abbauen.

Wie weiß ich, was richtig ist?

Reiki-Lehrer bietet Hilfe

Weitere Hilfen bietet Ihnen Ihr Reiki-Lehrer in der Ausbildung oder auch danach. Es ist mir noch kein Reiki-Lehrer begegnet, der nichts mehr von seinen Schülern hören wollte. Meist ist es so, daß die Schüler Abstand halten, aus Angst oder falscher Scheu. Ich möchte in diesem Rahmen auch auf die weiterführende Literatur verweisen.

Fachbücher sind nicht notwendig

Sie brauchen im Reiki-System jedoch nicht Fachbücher über Fachbücher zu wälzen, um Reiki effektiv anwenden zu können. Denn zum einen bekommen Sie einen einfachen, aber durch seine Anwendungsvielfalt einmaligen Werkzeugkasten. Mit der Ganzbehandlung, dem intuitiven Reiki, dem lokalen Reiki und ein wenig Informationen über die Reflexzonen kann auch der Laie unglaublich viel bewirken.

Auf das Körperbewußtsein verlassen

Zum anderen haben Sie ja ein Körperbewußtsein, auf das Sie sich in gewissem Maße verlassen können. So werden Sie zum Beispiel entweder nach einer Zeit der

Feinfühligkeit der Hände

Reiki-Praxis spüren, wo Ihre Hände „hinwollen“ und dort Reiki erfolgreich anwenden, und/oder es wird sich eine bestimmte Feinfühligkeit in den Händen zeigen:

- Kribbeln in den Händen, bis zu den Schultern hoch – hier kann eine starke Entzündung im Körper vorliegen.
- Hitze oder sog. heiße Hände sind ein „normales“ Empfinden für den Reiki Praktizierenden, sobald reichlich Reiki angenommen wird.
- Auch zu einem Gefühl des Strömens kann es kommen. Auch hier saugt das innere Kind die Reiki-Kraft förmlich ein.
- Ein Kleben kann bedeuten, daß an dieser Stelle dringend Energie benötigt wird. Sie wird angenommen, und häufig kommt es nach einiger Zeit Reiki zu dem Gefühl der heißen Hände.
- Kälte, es scheint sich nichts zu rühren – wahrscheinlich liegt eine alte Blockade vor. Sind Sie bzw. derjenige, welcher Reiki bekommt, bereit, sich auf einen nicht unbedingt einfachen Prozeß der Bewußtwerdung einzulassen, so können Sie mit weiterer behutsamer Reikiarbeit das Wachstumspotential in dieser Blockade aufdecken.
- Werden Ihre Hände einmal regelrecht abgestoßen, so sind hier tiefverwurzelte Ereignisse zu heilen. Als Laie sollten Sie darauf hinweisen und Ihren Klienten (bzw. sich selbst?) an einen Fachmann (z. B. Heilpraktiker) weiterleiten. Hier muß ich auf das Heilpraktikergesetz verweisen. Als Laie dürfen Sie natürlich Nachbarn, Freunde, Verwandte und auch andere Klienten mit Reiki versorgen, Ihnen Entspannung verschaffen und auch Ihre Selbstheilungskräfte aktivieren. Sie dürfen Reiki jedoch nicht mit der Absicht und dem Versprechen geben, heilen zu wollen oder zu können! Mit ein wenig therapeutischer Erfahrung und dem Einverständnis des Klienten läßt sich auch mittels Reiki dieser Entwicklungsschritt wunderbar und sanft einleiten.
- Selbst Schmerzen in den Händen habe ich bei Reiki-Behandlungen schon verspürt. Stechender

Schmerz bedeutet, daß eine Blockade im Begriff ist, sich aufzulösen und ins Gesamtsystem integriert wird. Hierbei sollte ruhig länger und auf den gesamten Körper ausgedehnt Reiki gegeben werden.

- Bei einem dumpfen Schmerz braucht man für die endgültige Lösung wahrscheinlich noch ein paar Reikigaben. Kommt es schließlich zur Lösung, sind Reiki-Ganzbehandlungen eine gute Sache, um das Bewegte richtig integrieren zu können.
- Bei einem ziehenden Schmerz löst sich der Stau zwar, wird jedoch noch nicht vom Gesamtsystem integriert, deshalb: Weiter mit viel Ganzkörper-Reiki.

Mit Reiki können Sie nichts falsch machen

Mit Reiki läßt sich so gut wie nichts falsch machen, das einzige, was unter Berücksichtigung der Reiki-Gesetzmäßigkeiten passieren kann, ist, daß es nicht so wirkt, wie Sie es sich wünschen. Aber es wirkt.

Einblick in die unendlichen Möglichkeiten mit Reiki

Reiki 1 ist eine geschlossene Ausbildungseinheit

Wie schon oft angedeutet, ist Reiki 1 eine in sich geschlossene Ausbildungseinheit, die in ihren Möglichkeiten noch lange nicht komplett erforscht ist. Dies liegt natürlich daran, daß Reiki so einfach in der Anwendung ist und mit unendlich vielen anderen Therapien und Selbsthilfemaßnahmen verbunden werden kann. Noch mehr Möglichkeiten, das Lebensglück in die eigenen Hände zu nehmen, bietet Reiki 2. Mit Reiki 2 sind weitere grundlegende Wachstumsschritte verbunden.

Weitere Wachstumsschritte mit Reiki 2

Was wird mit Reiki 2 möglich?

Auf viele Anwendungsmöglichkeiten bzw. Techniken, wie Sie Reiki 2 einsetzen können, habe ich schon hingewiesen. Ich möchte Ihnen trotzdem noch einmal kurz die Möglichkeiten von Reiki 2, so unglaublich sie auch klingen, darstellen.

Angemessene Ausbildung

Zunächst gehört natürlich auch zum 2. Grad des Reiki eine angemessene Ausbildung, um Reiki nutzbringend gebrauchen zu können.

Einweihung

Des weiteren ist im Seminarumfang eine Einweihung enthalten, die erst den Zugang zu den neuen Möglichkeiten verschafft.

Die neuen Reiki-2-Techniken, die ich weiter unten

3 Schlüssel können kombiniert werden

noch erläutere, brauchen neben der Einweihung noch bestimmte „Schlüssel“. Es gibt 3 solcher Schlüssel, die je nach Reiki-2-Technik kombiniert werden. Sie bestehen aus jeweils einem Symbol, das mit der Hand in die Luft oder in Gedanken gezeichnet wird, und den dazugehörenden japanischen Wörtern, den Mantren, die dreimal gesagt oder gedacht werden. (OM ist zum Beispiel ein Manta, es gehört allerdings nicht zum Reiki.) Erst die weiteren Einweihungen und diese Schlüssel eröffnen die Tore zu den Reiki-2-Techniken.

Manchmal 3 Grade

Manchmal teilt ein Reiki-Lehrer den 2. Grad auch in drei einzelne Grade auf. Ich halte das nur dann für begründet, wenn die Ausbildungsinhalte dementsprechend umfangreicher werden, ansonsten ist gerade im westlichen Kulturbereich die Kürze der Ausbildung einer der Gründe, daß Reiki sich schnell verbreiten konnte. Warum die Ausbildung unnötig in die Länge ziehen?
Grundlegend sind folgende Techniken durch Reiki 2 möglich:

Reiki-Kraftverstärkung

Fluß der Lebensenergie wird um ein Vielfaches verstärkt

Mit ihr läßt sich der Fluß der Lebensenergie um ein Vielfaches, theoretisch sogar bis ins Unermeßliche verstärken. Dem sind natürliche Grenzen durch die Zeit gesetzt, denn um unendlich zu verstärken, müßte man die Technik unendlich oft direkt hintereinander schalten. Inzwischen ist irgendwann der Behandlungszeitraum abgelaufen, und man hat versäumt, sich in die Geschehnisse einzuspüren.

Die Grundregeln bleiben bestehen

Natürlich treten mit der Reiki-Kraftverstärkung die Grundregeln, über die Reiki funktioniert, nicht außer Kraft.
Derjenige, der Reiki bekommt, muß es also grundsätzlich erst einmal annehmen. Die Kraftverstärkung dient zum Beispiel auch dazu, die anderen Techniken des Reiki 2 zu aktivieren.

Reiki-Mentalbehandlung

Reiki-Energie in den Bereich der Gewohnheiten senden

Sie dient dazu, Reiki-Energie in den Bereich der Gewohnheiten und Verhaltensmuster zu senden. Dies kann mit einer Art Affirmation als „Adreßangabe", also als „Ortsbestimmung" wo Reiki hin soll, oder auch ohne diese durchgeführt werden.

Affirmation als Adreßangabe

Das erste hat den Vorteil, daß bestimmte Probleme konkret und genauer definiert mit Reiki behandelt werden. Die Affirmation wird dabei ständig vom Behandelnden wiederholt.
Diese Mentaltechnik ist jedoch keine suggestive oder hypnotische Methode, die durch ständiges Wiederholen eines positiven Satzes dazu führt, daß man sich umprogrammiert.

> Die Affirmation gibt lediglich an, welches Verhaltensmuster mit Reiki behandelt werden soll, sonst nichts.

Mentaltechnik ohne Affirmation

Das zweite, die Mentaltechnik ohne Eingabe einer Affirmation, fördert, daß dort sinnvolle Gewohnheits- und Verhaltensmuster entstehen, wo es zur Zeit ganzheitlich am sinnvollsten ist. „Für die tägliche Praxis der Persönlichkeitsentfaltung ist dies die geeignetste Methode", schrieb mein Reiki-Lehrer Walter.

Guter Schutz gegen Schicksalsschläge

Sie bietet bei regelmäßiger Anwendung auch einen guten Schutz gegen Schicksalsschläge, da genau das mit Reiki zu mehr Lebendigkeit gebracht wird, was zur Zeit bei Ihnen ansteht.
Auch die Technik der Reiki-Amulette wird mit Mental-Reiki erst möglich.

Reiki-Dusche

In einem Reiki-Kraftfeld reinigen

Ja, Sie haben richtig gehört, Sie können sich in einem stationären Reiki-Kraftfeld, der sogenannten Reiki-Dusche, regelrecht reinigen. Nicht so, daß die Haare nicht mehr fettig sind oder die Füße nicht mehr riechen, dazu sind schon noch Wasser und Seife nötig. Aber den Kram, den Sie sich mental und seelisch über den Tag aufgeladen haben, können Sie sich zum Beispiel bei einem gemütlichen Buch auf Ihrem Lieblingssessel von der Reiki-Dusche abspülen lassen.

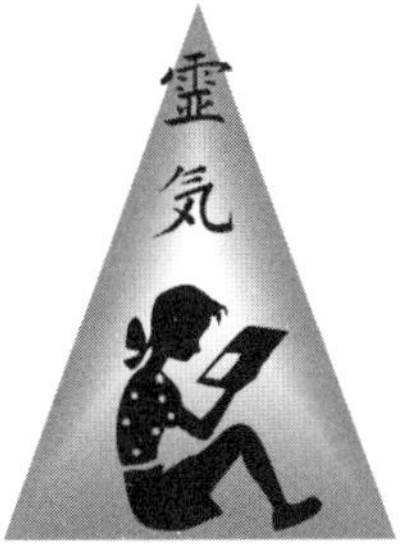

Reiki-Dusche

Schlafen unter einer Reiki-Dusche

Herr F., der vielbeschäftigte Rechtsanwalt und Familienvater, legt sich fast jeden Abend unter einer Reiki-Dusche schlafen: „Meiner Meinung nach führt dies u. a. dazu, daß ich insbesondere von Erkältungskrankheiten weitestgehend verschont bleibe."

Reiki-Duschen bauen Kraftfelder auf

Die Reiki-Dusche wird einfach mit 2 „Schlüsseln" im Raum installiert. Reiki-Duschen bauen Kraftfelder auf, die sehr gut geeignet sind, um Ihre Nahrungsmittel mit Reiki zu verbessern oder Ihren Schmuck darin von negativen Energien zu befreien. Schmuck bzw. Metalle nehmen im Laufe des Tages einiges von den destruktiven Einflüssen unserer Umgebung auf. Wird der Schmuck in diesem Zustand wieder angelegt, kann es einem recht unwohl werden. Achten Sie doch mal darauf.

Raum reinigen

Auch einen Raum, der einen nicht harmonischen Eindruck macht und in dem Sie sich nicht wohlfühlen, können Sie mit den Reiki-Kraftfeldern verbessern. Von der Mitte des Raums aus wird die Reiki-Dusche in die Ecken – da sich dort negative Energien sammeln – und gegen alle Kanten der Wände gerichtet.

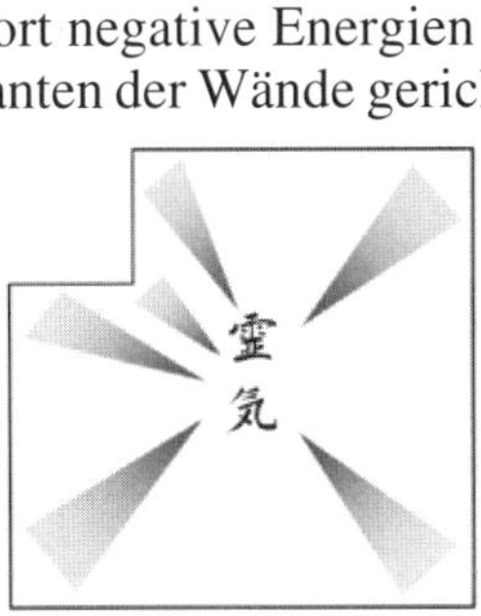

Reiki-Raumreinigung

Reiki-Dusche hält 3–5 Stunden

So harmonisiert und energenisiert Reiki den Raum, ein Ort der Kraft entsteht. Eine Reiki-Dusche hält etwa 3–5 Stunden, darum ist es bei einer grundsätzlichen Disharmonie sehr interessant, sich der Mittel des Feng Shui zu bedienen.

Feng Shui

Feng Shui ist die Kunst, die Umwelt, also Räume, Häuser, Gärten, sogar ganze Anlagen, harmonisch dem Gleichgewicht des Yin und Yang (der zusammengehörenden Gegensätze) und den jeweiligen Anforderungen anzupassen. Feng Shui stammt ebenfalls aus dem System der traditionellen chinesischen Medizin. Wird jedoch zum Beispiel im Schlafzimmer gestritten, und der Streit „liegt noch in der Luft" des Raums, so ist die Raumreinigung zur Beseitigung dieser Energien mit den Reiki-Kraftfeldern eine klasse Sache.

Und nun zu dem wohl Undenkbarsten, was Reiki zu bieten hat:

Die Reiki-Fernbehandlung

Reiki über unbegrenzte Entfernungen senden

Mit dieser Technik läßt sich Reiki über unbegrenzte Entfernungen und in andere Zeiten senden. Es funktioniert.

Erfahrungen des Autors

Ich habe das alles damals einfach so hingenommen, doch mein Weltbild wurde ganz schön aus den Angeln gehoben. Jemandem über unendliche Entfernung Energie zukommen zu lassen, ohne ein Kabel dazwischen, ohne Verlust und sogar zeitversetzt? Das nimmt einem so schnell keiner ab, außer man probiert es mit ihm aus. Ich habe lange gebraucht, bis ich mich an das zeitversetzte Fern-Reiki heranwagte. Doch die Ergebnisse und Reaktionen meiner Klienten bestätigten mir schnell die Wirksamkeit und Richtigkeit dieser Technik.

Mit einer Klientin verabredete ich einen festen Fern-Reiki-Termin, doch schon einen Tag vorher stellte sich heraus, daß ich ein paar Termine durcheinander geworfen hatte. Kurz, ich konnte an dem besagten Abend nicht, doch am Tag vorher hatte ich Zeit. Was also tun, meine Klientin war nicht erreichbar. Ich kramte meine Unterlagen vom Reiki 2 hervor und las die Methode, Reiki in die Zukunft zu senden, noch mal nach und setzte sie auch gleich um. Die Reaktion im Vergleich zu den vorherigen Behandlungen war nur die, daß sie sich wunderte, daß ich nicht wie sonst kurz danach anrief.

Ein noch wunderbareres Geschenk

Heute kann ich mir meine Reiki-Anwendungen kaum noch ohne Fern-Reiki vorstellen. Reiki 2 ist ein noch wunderbareres Geschenk als Reiki 1, doch gerade Reiki 1 und das einfache Handauflegen ist aus meinem Leben nicht mehr wegzudenken.

Wozu noch Reiki 3 lernen?

Andere in Reiki einweihen und ausbilden

Mit dem 3. Reiki-Grad ist es möglich, andere in Reiki einzuweihen und auszubilden. Das will natürlich nicht jeder. Weitere Techniken werden mit dieser Ausbildungsstufe nicht offenbart.

Unterteilung

Der 3. Grad wird häufig in einen 3a- und einen 3b-Grad unterteilt. Man bekommt in 3a zwar die komplette Einweihung, aber nicht die Anweisungen und Unterrichtungen, die zur Einweihung und zur Ausbildung anderer nötig wären.

Neue Richtung der spirituellen Entwicklung

Eine Methode, mit Reiki 3a zu meditieren, um so seiner spirituellen Entwicklung eine neue Richtung zu geben, wird vermittelt. Tatsächlich berichten nahezu alle, die diesen 3a-Grad nutzen, daß sich in ihrem Leben seit der Einweihung Entscheidendes verändert hat. Die Einweihung gibt einem natürlich einen kräftigen Energieschub, der selbstverständlich auch der persönlichen Entwicklung einen entscheidenden Kick geben kann.

Kräftiger Energieschub

Aber auch hier gilt: Ihr Leben müssen Sie immer noch selbst in die Hände nehmen.

Reiki-Meister

Der 3a-Grad wird als Reiki-Meister betitelt, wer 3b hat, nennt sich Reiki-Meister/Lehrer. Aus Fachkreisen kamen schon viele Stimmen, daß 3a lediglich eine

Befriedigung des Egos sei, „jetzt bin ich Meister.“ Mag sein oder auch nicht, ich selbst konnte mit dem 3a nicht so recht etwas anfangen, da sich kaum neue Anwendungsbereiche ergaben.

Mit dem vollständigen 3(b). Reiki-Grad und der Fähigkeit und Erlaubnis, Reiki lehren zu dürfen, boten sich mir viel mehr Chancen. Fängt man die Sache richtig an, so läßt sich davon leben oder zumindest ein ordentlicher Nebenverdienst erwirtschaften. Wie zu jeder Selbständigkeit zählt dazu einiges an Engagement, Enthusiasmus und Durchhaltevermögen.

Guter Nebenverdienst

Doch nicht nur auf der materiellen Ebene bieten sich für den Lehrer viele Chancen. Die Auseinandersetzung mit den Reiki-Schülern, die manchmal ähnlich wie Kinder einem ganz genau zeigen, wo es noch an Stärke, Charakter und emotionaler Stabilität fehlt, sind schon eine besondere Herausforderung. Mir bereitet es jedes Mal große Freunde, wenn sich jemand für Reiki entscheidet und ich ihn ein Stück auf seinem Weg begleiten darf.

Auseinandersetzung mit den Schülern

Wo kommt Reiki her?

Reiki ist, wenn man es genauer betrachtet, eine Variante des Qi Gong. Von diesem gibt es viele Strömungen, doch sind im Westen bisher lediglich die Bewegungslehren bekannt geworden. Neben den Körperübungen gibt es zum Beispiel auch Visualisierungsübungen, die den Ausübenden helfen, Körper und Geist zu trainieren. Ursprünglich wird beim Qi Gong das Hauptaugenmerk auf die Entwicklung der inneren Bewußtheit gelegt. Mit den Bewegungsübungen des Qi Gong läßt sich aber auch eine angenehme körperliche Ausgeglichenheit erreichen. Diesem Nebeneffekt verdangt Qi Gong seine weite Verbreitung, sie ist allerdings nur ein Nebeneffekt.

Es gibt beim Qi Gong auch Übungen, die es ermöglichen, Lebensenergie mit den Händen zu übertragen, ähnlich wie bei Reiki. Doch nur ähnlich, denn es muß lange Jahre dafür geübt werden.

Der Japaner *Mikao Usui* entdeckte Ende des 19. Jahrhunderts eine Methode, wie die Lebensenergie Reiki auch ohne jahrelanges Training kanalisiert werden kann. Er begründete damit die Usui-Reiki-Ryoho, das Systems der natürlichen Heilung mit Reiki.

Mikao Usui wurde am 15. August 1865 in der japanischen Provinz Gifu geboren und starb am 9. März 1926 an den Folgen eines Hirnschlags in Fukuyama.

Wann genau Usui begann, Reiki zu unterrichten, ist unklar. Es wird geschätzt, daß es um 1920 war. Er hat einige Reiki-Lehrer ausgebildet, darunter war auch der Arzt Dr. *Chujiro Hayashi*, der 1925 im Alter von fast 50 Jahren von Mikao Usui zum Reiki-Lehrer berufen wurde. Hayashi ebnete für Reiki den Weg in den Westen, indem er die auf Hawaii beheimatete Japanerin *Hawayo Takata* zur Reiki-Lehrerin ausbildete.

Frau Takata war etwa 35 Jahre alt und kämpfte mit vielen Krankheiten, wie Gallensteinen, Blinddarmentzündung und Asthma, als sie auf Reiki stieß. Sie wurde wieder vollkommen gesund und 1938 zur Reiki-Lehrerin geweiht. Frau Takata tat viel für die Verbreitung von Reiki, sie bildete

u. a. 22 Reiki-Lehrer aus und lehrte Reiki auf Hawaii, in den USA, in Kanada und Südamerika. Sie starb 1980 nach einem erfüllten Leben.
Reiki kam in sehr schwierigen Zeiten von Japan nach Amerika. Krieg und Feindseligkeiten zwangen Frau Takata, einige Änderungen in der Tradition des Reiki vorzunehmen und in der Verbreitung sehr vorsichtig zu sein. So gebot ihr die Angst in den schwierigen Jahren für die in den USA lebenden Japaner, so wenig Informationen wie nötig über Reiki schriftlich weiterzugeben, und sie verbat ihren Schülern auch, sich Notizen zu machen. Europäische Reiki-Organisationen lassen sich bis heute jedoch nur schwer von diesen im Grunde falschen Traditionen abbringen.
Dank *Frank Arjava Petter*, einem deutschstämmigen, in Japan lebenden Reiki-Lehrer, konnte ein großer Teil der Geschichte ins rechte Licht gerückt werden.
Aus welchem Grund Mikao Usui sich auf die Suche nach einem System zur Übertragung von Lebensenergie über die Hände gemacht hat, oder ob er sogar zufällig darauf gestoßen war, läßt sich zur Zeit noch nicht nachvollziehen. Die Geschichte, die Frau Takata weitergab, will ich hier kurz skizzieren:
Mikao Usui war Lehrer und Prediger, eines Tages fragte ihn einer seiner Schüler vor dem Gottesdienst, ob er alles glaube, was in der Bibel stehe. Zum Beispiel, daß Jesus (oder auch Buddha) durch bloßes Handauflegen geheilt hätte. Da Usui dies bejahte, fragte der Schüler, ob er so etwas schon einmal selbst erlebt hätte, doch Usui mußte das verneinen. Es entbrannte eine heftige Diskussion, während der Usui zu dem Schluß kam, daß er sich auf die Suche nach der Wahrheit begeben müsse.
Nach vielen mühsamen Jahren der Suche, während derer er viel reiste, andere Sprachen und Schriften lernte, bekam er ein altes Skript in die Hand, in dem ein System, wie wir es nun als Reiki kennen, beschrieben war.
Doch die Schrift reichte nicht, es fehlte ihm der Zugang zu der Energiequelle. Wir bekommen heute den Zugang durch die Einweihungen, doch war das System schon lange nicht mehr benutzt worden, so daß sich kein Lehrer mit der Befähigung zur Einweihung fand.
Schließlich beschloß Mikao Usui nach Rücksprache mit einem befreundeten Abt, daß er 3 Wochen fasten und meditieren wolle, und zwar auf einem heiligen Berg, der schon viel zum Zweck der Meditation genutzt wurde. (Der Berg ist im asiatischen Kulturkreis das Symbol für die innere Schau.) Erst am letzten der 21 Tage – er wollte schon fast aufgeben – überraschte ihn ein visuelles Erlebnis, eine Art Vision, in der er Zugang zur Reiki-Quelle bekam.

Schon beim Abstieg vom Berg soll er die ersten guten Erfahrungen mit der neuen Fähigkeit gemacht haben. Seinen Fuß, den er sich blutig stieß, behandelte er spontan – die Blutung kam zum Stillstand, ebenso verschwand der Schmerz. Eine junge Wirtstochter konnte er von Zahnschmerzen befreien und eine recht üppige Mahlzeit ohne Probleme vertragen, obwohl er 3 Wochen nichts gegessen hatte.
Zurück im Kloster bei dem befreundeten Abt mußte er feststellen, daß dieser unter einem Arthritisanfall litt. Auch ihm konnte Reiki helfen, und die Schmerzen wurden gelindert.
Darauf folgte erst einmal eine Lernzeit für Mikao Usui, in der er aus Reiki ein System entwickelte. Nahrung, Lebenseinstellung, Anwendungsweise und Lehrstil mußten gefunden werden, um Reiki auf sinnvolle Art weitergeben zu können. Er hat es, wie ich finde, zum Glück sehr einfach gehalten, so daß dem Siegeszug des Reiki nichts mehr im Wege stand.
Vielleicht bringt uns eins der nächsten Bücher von Frank Arjava Petter, der eifrig weiter forscht, die Geschichte, wie Usui sie tatsächlich erlebt hat.
In den Reiki-Organisationen, die an der früheren Reiki-Tradition festhalten, hat Frank Arjava Petter einen schweren Stand, lassen Sie sich davon bitte nicht beeindrucken. Reiki bleibt einfach Reiki.
Trotz aller Ungereimtheiten ist es wichtig zu wissen, wo der Weg herkam, den man einschlägt. Mit dem Seminar wird jeder Teilnehmer zu einem Teil der Reiki-Geschichte.

Ein Gedanke zum Schluß

Mit Reiki zu leben, heißt für mich nicht, alle alten Beziehungen in Frage zu stellen. Zwar scheint es eine Zeitlang so, als ob plötzlich das „gute Alte“ zusammenbricht, doch stellt sich dann irgendwann heraus, daß das Alte auf gutem Fundament steht und nicht mehr Passendes durch besseres Neues ersetzt wurde.

> Reiki heißt eben nicht, das Leben völlig umzukrempeln, sondern das Leben mit anderen, geklärteren, selbst geschaffenen und überprüften Werten, mit einem anderen Umgang mit sich und der Umwelt zu leben.

„Seht her, was ich alles geändert habe.“ ist zumeist doch nur ein Hilferuf und eine Entschuldigung dafür, daß sich im Inneren kaum etwas verändert hat. Eine innere Wandlung braucht Ruhe und Zeit, Äußerlichkeiten sind schnell gewechselt. Ein Samenkorn, welches in fruchtbaren Boden gesät wurde, sollte nicht ausgegraben werden, um zu sehen, ob es schon wächst oder um zu präsentieren, wie es schon gewachsen ist. „Seht her, was ich gesät habe!“?

Mit diesem Wissen und mit dieser wertvollen Einstellung zu sich selbst kann es zu innerer Klarheit und einer bis in die tiefsten Winkel führenden Transformation kommen, die einem den rechten Platz im großen Spiel des Lebens weist. Das macht glücklich, reich und selig.

Doch auch wenn dies erreicht ist, kann man es nur durch immer weitere geistige Expansion bzw. das ständige Einbeziehen neuer Erkenntnisse beibehalten. Klar, ein Leben voller Frieden und Liebe ist eine schöne Illusion, doch ist es – einmal an diesem Punkt angelangt – kaum mehr zu ignorieren, daß das Leben ständige Veränderung, ständiger Wandel bedeutet.

Auf dem Weg dorthin, kann Reiki ein wunderbarer Begleiter, Freund und Helfer sein, um immer wieder aus den Tiefen und Tälern des Lebens emporsteigen zu können.

Danksagung

Die Techniken der Reiki-Anwendung, welche ich vorgestellt habe, stammen aus unterschiedlichen Quellen. Zuerst sei hier Walter Lübeck genannt, auf dessen „Reiki-Trick-Kiste" ich reichlich zurückgreifen konnte. Auch Detlef Reichwein hat mich ein gutes Stück auf meinem Reikiweg begleitet. Beide Reiki-Lehrer haben mich vielseitig inspiriert, natürlich sind auch von vielen Reiki-Freunden und -Schülern Ideen und Anregungen eingeflossen.
Besonderer Dank kommt natürlich Anita, meiner Frau und Geliebten, zu. Wir haben zusammen große Hürden genommen und sind dank Reiki enger verbunden als je zuvor.
Allen, die in ihrer eigenen Weise mit dazu beigetragen haben, daß dieses Buch auf diese Weise hier vor Ihnen liegt: Danke.
Ohne die Aufgabe, dieses Buch über Reiki zu schreiben, hätte ich wahrscheinlich noch lange gebraucht, um Reiki in seiner Tiefe verstehen zu können. Ich danke von Herzen dafür, daß ich mit dieser wundervollen Energie arbeiten kann und sie anderen vermitteln darf.

Adresse des Autors: im Internet unter www.YourChance.de

Register

V

W

Y

Z